华东师范大学心理与
认知科学学院本书编写组

U0397764

疫路心防

用温暖照亮前方

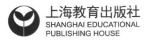

上海教育出版社
SHANGHAI EDUCATIONAL
PUBLISHING HOUSE

华东师范大学心理与认知科学
学院本书编写组成员

郝　宁　崔丽娟　席居哲　段锦云　李　林　李　凌

李世佳　陆静怡　马伟军　汪晨波　王继堃　王　青

王一集　姚　琦　严　超　严文华　张　亚　张　麒

庄　瑜　曹　悻　董　镕　潘晓红　杨　莹

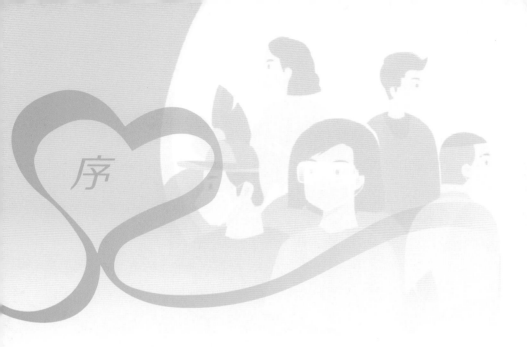

序

    2020 年新年伊始，新型冠状病毒肺炎疫情肆虐。习近平总书记对防控新型冠状病毒肺炎疫情作出重要指示，全国人民和各行各业都投入到疫情防控的艰巨阻击战中。面对重大公共卫生安全事件，在做好医学防控工作的同时，心理层面的防控与辅导必不可少。保持健康、积极的良好心态，不仅有利于增强自身免疫力以抵御病毒感染，也对疫情的联防联控，乃至社会稳定，生活、学习、工作秩序的恢复，具有重要意义。

    面对突发疫情，人们可能出现各种心理、情绪和生理问题。例如，疫情暴发初期的震惊、焦虑、恐慌，疫情持久战中的悲观、愤怒、麻木、困惑、心力交瘁感，长期隔离生活的无聊感、无意义感、不安全感、对未来的失控感等，以及有可能相伴而生的睡眠不足和各种生理上的不适，如晕眩、呼吸困难、胃痛等。这些身心问题给人们造成了巨大的困扰。在这种情形下，心理学可以给大众提供帮助。

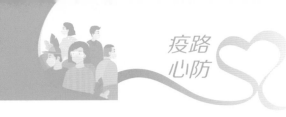

　　疫情发生之后，华东师范大学心理与认知科学学院广泛发动师生，积极投身抗击疫情的心理援助工作，充分发挥专业优势，面向全社会第一时间提供疫情防控的心理援助，并对大众进行心理学知识的科普，助力打赢疫情防控阻击战。本书就是学院二十余名专家、教授以及许多学生凝聚智慧的合力之作。

　　本书是面向大众的科普读本，旨在从心理学的角度解读人们在疫情中的典型反应，为抗疫提供心理学的援助与支持。我们努力以通俗易懂的语言解释人类对疾病的风险评估规律，阐释规律背后的心理学成因；普及面对疫情时个体和群体的焦虑和恐慌情绪的产生及传播规律；介绍能有效帮助人们缓解焦虑和恐慌情绪的方法和技术，并指导家长合理地引导孩子理解疫情，维护心理健康；启迪人们从宏观视角思考疫情给人生带来的挑战，从而帮助人们作出积极的调整，科学地应对危机。特别是我们还创作了手绘图画配以简洁文字，向大众普及面对疫情时简单可行的心理调节方法，以帮助人们有效地调适情绪，积极应对疫情，维护心理健康。

　　请相信，只要你好，这个世界就会好！我们一定能赢得这场抗击新型冠状病毒肺炎疫情战役的胜利！

华东师范大学心理与认知科学学院本书编写组

2020 年 2 月

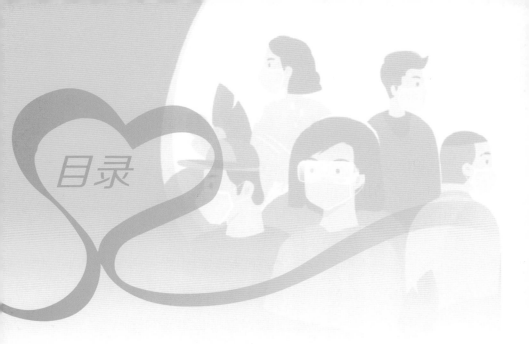

目录

第一部分
疫情背后的心理学原理

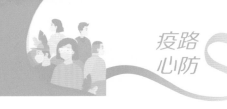

第二部分
来自心理学的应对之策

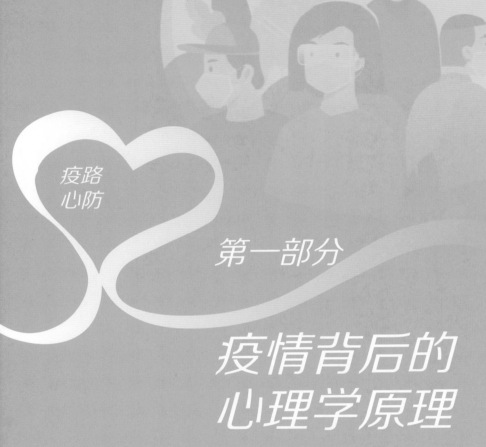

疫路
心防

第一部分

疫情背后的
心理学原理

岁末年初，一场突如其来的新型冠状病毒肺炎疫
情让民众陷入恐惧与焦虑。在这场疫情中，心理学家
用心理学理论解释了其中的多种现象，帮助人们理性
地感知和看待疫情带来的威胁与变化。

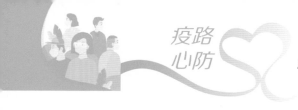
心理学视角下的新型冠状病毒肺炎疫情

施李晓云　段锦云

年终岁末，举国上下因为这场突如其来的新型冠状病毒肺炎疫情而陷入焦虑与恐惧。虽然没有行医治疗身体疾病的能力，但心理学人想尽己所能出一份力。在这场风暴中，我们看到了一些可以用心理学理论来解释的社会现象。

身处武汉心不惊，远在千里很糟心

现在的武汉处于封城状态，虽是过年，但大街小巷一片冷清。与之形成鲜明对比的是武汉在年前举办"万家宴"时的热闹景象。在疫情的紧要关头，"淡定"地举办"万家宴"反映出人们怎样的心理？

心理学家发现了"心理台风眼效应"（psychological typhoon eye effect）。在气象学中，台风眼是指台风中心气压最低之处，是位于台风中心的少云、微风、大浪的区域，通常在台风中心平均直径约为40千米的圆面积内。气象学家发现，台风眼外围的空气旋转剧烈，但是，在离心力的作用下，外面的空气很难进入台风中心

2

区域，因此，台风眼里面的空气几乎处于静止状态，风力微弱。人们在面对危机时表现出与气象学上的台风眼效应类似的现象——在灾难发生的中心区域，人们的心理反应比处于外围区域者的反应更平静。这就是"心理台风眼效应"：越接近高风险时段，越接近高风险地点，人们的心理反应反而越平静。"万家宴"举办之时，武汉身处疫情的中心，国内外大部分病例都与这个城市有关，而当时武汉忙着过年，阖家欢乐，这恰恰反映了"心理台风眼效应"。① 当然，这并不意味着武汉不重视疫情，它或许与个体的知识经验以及 2019 年 12 月之后一个多月中对疫情源头的监管力度、宣传力度有关。

　　除了"心理台风眼效应"，还可以用美国社会心理学家利昂·费斯廷格（Leon Festinger）的认知失调理论（cognitive dissonance theory）来解释武汉"万家宴"的举办。人的态度和行为需要保持一致，才能给人带来"协调"的舒适感。例如，我的态度是"喜欢上海"，我的行为是"居住在上海"。而一旦人的态度与行为出现不一致，人就会体验到"认知失调"。例如，我的态度是"讨厌上海"，我的行为却是"居住在上海"。显然，"失调"让人浑身难受，人们力图消除"失调"的不适感。如何消除？第一种方法是改变态度，使态度与行为保持一致，例如，让自己喜欢上上海。第二种方法是改变行为，使行为与态度保持一致，例如，搬离上海。如果态度和行为都难以改变，那么可以采取第三种方式——改变对行

---

① 李纾，刘欢，白新文，等 .（2009）. 汶川"5.12"地震中的"心理台风眼"效应 . 科技导报，27（0903），87-98.

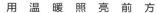

为的认知。例如，我不喜欢上海，但居住在上海是因为我爱的姑娘居住在此。也就是说，给自己的行为找一个理由。面对新型冠状病毒，人们的态度是"我害怕新型冠状病毒"，人们的行为是居住在武汉，显然，两者之间产生了冲突，人们经历了认知失调。此时，可以改变行为，即离开武汉，然而困难重重。那么，缓解认知失调最简单的办法就是改变对病毒的态度，于是，人们说服自己"新型冠状病毒不值得担心"，便放心地举办"万家宴"。

再发达的时代也阻挡不了谣言

　　有人说，每当灾病来临，都是检验朋友圈智商的时候。这话有点刻薄，不过，即便在数字化拉平了空间和时间距离的时代，认知距离依然不容易被填平。更何况，在巨大的灾害面前，无论社会多么发达，技术多么先进，人类都显得弱小而无知。

　　类似"吃维生素 C 防病毒""熏醋能消灭病毒"等的谣言在朋友圈和家庭群中流传一时。为何人们会轻信这些谣言？这也许与幸存者偏差（survivor bias）有关。幸存者偏差描述的是人们以片面的信息作出判断的现象。例如，有些患者吃了维生素 C，康复了，而有些患者不幸死亡了，他们没有吃维生素 C。而大众很容易听到幸存者的描述，却无法接触到逝者的言语。因此，人们获取的信息是有偏差的，多来自幸存者，而根据这些有偏差的信息作出的判断（吃维生素 C 能治愈疾病）自然是不准确的。新型冠状病毒肺炎不容小觑，侥幸心理不可取。我们需要全面地获取信息，这能帮助我们作出准确的判断，并抵制谣言。

"总有人会捐款"

在这场疫情面前，我们看到来自四面八方的人向武汉伸出援手，同胞之情令人动容。但也有人无动于衷，这类人经历了怎样的心理过程？社会心理学家发现了旁观者效应（bystander effect），它是指在紧急情况中，旁观者的数量越多，人们实施救援的可能性就越低。[①] 这是一种责任扩散现象，人们认为，总有其他旁观者会有所作为，自己就不用作为了。事实上，帮助他人是每个人的责任，赠人玫瑰，手有余香。在这场战役中，每个人都责无旁贷。

"好不容易订好的聚餐，我得赴约"

宅在家中，就是为社会作贡献。可总有人有一颗躁动的心，不愿意取消旅行和聚餐，这些行为体现了承诺升级（commitment escalation）。承诺升级是指，一旦人们为某件事情付出了精力，即使这件事是错误的，人们也愿意继续为其付出精力。在疫情暴发之

---

① Latane，B.，& Darley，J. M.（1968）. Group inhibition of bystander intervention in emergencies. *Journal of Personality and Social Psychology*, *10*（3），215–221.

前，好不容易订了年夜饭，费了好大劲才计划好了假期旅程，已经投入了大量时间和精力在这些事情上，由于承诺升级，轻言放弃可不容易。于是，有的人不顾自己与他人的安危，扎堆聚餐。对于这些人，我们需要晓之以理，动之以情，劝说他们不聚会，不串门。

安己身，抗天灾

从武汉开始的新型冠状病毒肺炎疫情慢慢出现了对武汉的"地域黑"，前几日社交媒体上就出现了一些嘲笑武汉人的段子。在疾病面前，人心脆弱、焦虑、恐惧，人人都无力，人人都渴求健康。在物流迟滞、交通闭塞、物资缺乏的境况下，武汉要渡过这一难关，需要全国上下的一致支持。现在，武汉封城，城内的人处于孤立无援的恐惧与焦虑之中，这很有可能影响他们之后的生活。全国人民需要团结一心，合力支援。疫情面前，我们要摒弃偏见，帮助他人。比如，给武汉的朋友打个电话问声好，告诉他们保护好自己。

在写作时刚好看到一段话，与大家分享：

生而在世，有"三不笑"：不笑天灾，不笑人祸，不笑疾病。

立地为人，有"三不黑"：育人之师，救人之医，护国之军。

安己身，抗天灾！

少吃多睡少出门，出门记得戴口罩，不乱己心，不扰他心。

以上，与各位共勉。

疫情下我们为何恐慌和大意？

陆静怡　邱　天　陈宇琦

　　随着新型冠状病毒肺炎的确诊病例数不断增加，网络上的坏消息铺天盖地，恐慌情绪悄然蔓延。与此同时，也有人对疫情不以为然。面对新型冠状病毒肺炎，我们为何恐慌，又为何大意？

为何恐慌？

　　人对危机程度的知觉往往是不准确的。危机的潜在后果只是影响风险知觉的因素之一，人们获得信息的途径以及对信息的理解则会放大风险。[①]

　　当下，绝大多数人是通过大众媒体来了解新冠肺炎疫情的，因此，人们对疫情的风险知觉在很大程度上是由媒体建构的。很多媒体的报道都带有情绪煽动性，诸如"震惊！""重磅！""人类无能为力！"的字眼屡见不鲜。这些信息在网上飞速传播，引发了人们的过

[①] Kasperson，R. E.，& Kasperson，J. X.（1996）. The social amplification and attenuation of risk. *American Academy of Political and Social Science, 545*，95-105.

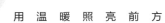
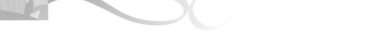
度恐慌，人们因而失去理性，甚至作出违反社会规范的举动。

此外，恐慌情绪具有地区差异。我国心理学家揭示了"心理台风眼效应"，它是指离危机事件中心的距离越远，人们对该事件的反应越强烈，正所谓"外部惊涛骇浪，内部波澜不惊"。

例如，在 2003 年的"非典"疫情中，身处非疫区的重庆民众的焦虑水平远高于身处疫区的北京民众。[1] 汶川地震后，非灾区的民众估计灾区暴发大规模传染病的概率高于灾区民众估计的概率。[2] 同样，2011 年的日本大地震引发核泄漏风波，也引发了我国多地的"抢盐风波"。

如何避免过度恐慌？

一是民众要从官方渠道了解疫情，既要重视疫情，也要保持冷静、理智的心态。

二是媒体要基于事实，客观报道，不能选择性地放大或缩小风险，要让民众在公开、透明的信息环境中作出评判和决定。

为何大意？

有人恐慌，也有人大意。一些人不戴口罩"裸面"出行，坚持组

---

① Xie, X., Stone, E., Zheng, R., & Zhang, R. (2011). The "typhoon eye effect": Determinants of distress during the SARS epidemic. *Journal of Risk Research, 14*, 1091–1107.

② Li, S., Rao, L–L., Bai, X–W., Zheng, R., Ren, X–P., Li, J–Z., Wang, Z–J., Liu, H., & Zhang, K. (2010). Progression of the "psychological typhoon eye" and variations since the Wenchuan earthquake. *PLoS ONE, 5*, e9727.

织家庭聚会，不愿意取消假期旅行……他们不担心被新型冠状病毒感染吗？也许他们认为，自己被感染的可能性微乎其微。

人往往会过度自信，高估自己的能力和取得成功的概率，而低估经历失败的概率。如果让你来回答若干道二择一的常识题，并评估自己的正确率，你会发现，你自己估计的正确率要高于实际的正确率。同理，人会高估自己买彩票中奖的概率，高估自己事业成功的概率。

在疫情面前，有些人也过度自信了。他们自认为身强力壮，免疫力上佳，不会被传染，甚至有患者在出现症状后仍自觉"不会这么倒霉"。

想要避免过度自信带来的危险行为，不妨试试以下两种方法。

一是把自己视为芸芸众生中的一员，而不是能力出众的特殊之人，在同等条件下，每个人的患病概率是相同的。

二是立即行动，为亲人买好口罩，而不是仅仅停留在"你要戴口罩"的言语说服层面。

为何谣言四起？

"饮高度酒对抗新型冠状病毒""武汉卫生健康委员会的领导感染后逃往上海""上海环球港沦陷"……类似谣言充斥于社交媒体。每每出现危机事件，必见谣言。

要理解谣言四起的原因，需要从认知需求说起。理解世界是人

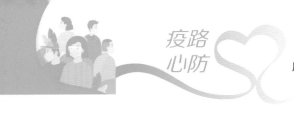

们固有的心理需求之一，它是对事情追根究底的渴望，体现在"打破砂锅问到底"的信息寻求行为中。当身处与自己息息相关的不确定事件中时，人们的认知需求尤其强烈，倾向于寻求更多信息以求理解和应对问题。

当前的疫情具有高度不确定性。新型冠状病毒有何特点？疫情会怎样发展？如何保护自己？同时，疫情牵涉广大民众的生命安全，因而广泛地唤起了人们强烈的认知需求。此时，如果权威部门发布的消息不够充分或及时，就无法满足人们的认知需求。

那么，认知需求由谁来满足呢？这正好为谣言的滋生与传播提供了绝佳的土壤，因为谣言切中了人们寻求信息的迫切心理。譬如看到一辆救护车、穿防护服的医生和戴口罩的路人共同出镜的照片，人们不知其出处和详情，便会为解释此事而给它安上"某处发现新病例，就在你我身边！"的标题。于是，谣言在认知需求的推动下快速扩散，不断刺痛大众的神经。

如何消除谣言，缓解大众的焦虑？最有效的方式有两种。

一是权威部门及时发布准确信息。当准确的信息足以满足人们的认知需求时，谣言自然无藏身之地。瞒报、漏报和谎报信息，只会加剧谣言的产生与传播。

二是谣言出现后，权威部门发布有针对性的辟谣信息，并充分发挥人际关系网络的力量，调动每一个人参与辟谣。辟谣可有效降低民众对先前接触到的谣言的相信程度。[1] 借助亲朋好友之间的信任，一传十，十传百地传播辟谣信息，能缓解谣言引发的焦虑。[2]

如何进行有效的风险沟通？

在危机事件中，机构人员、专家与民众之间如何交换关于风险的信息，才能促进有效的风险沟通？

心理学研究揭示了负性偏差，它是指负性信息比正性信息对人们的影响更大，且更持久。例如，人们对疫情中的死亡人数非常敏感，因而会忽略治愈人数。所以，信息发布者在发布负性信息时，需要同时呈现大量的正性信息或问题解决方案，从而缓解负性信息对人们的心理冲击。[3]

另外，由于专家掌握专业知识，而很多民众欠缺相关知识，两者对同一问题的理解存在差异。因此，专家在传递信息时，需要尽可能地用民众容易理解的语言来表述，从而保障信息传递的准确性和有效性。

---

[1] Bordia，P.，DiFonzo，N.，Haines，R.，& Chaseling，E.（2005）. Rumors denials as persuasive messages: Effects of personal relevance，source，and message characteristics. *Journal of Applied Social Psychology，35*，1301–1331.

[2] Tripathy，R. M.，Bagchi，A.，& Mehta，S.（2013）. Towards combating rumors in social networks: Models and metrics. *Intelligent Data Analysis，17*，149–175.

[3] 谢晓非，郑蕊.（2003）. 风险沟通与公众理性. *心理科学进展，11*，375–381.

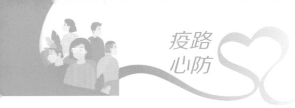
疫情下恐慌为何"传染"？如何应对？

姚 琦 闫 新 张 文

　　2020 年的春节真的很特殊，新型冠状病毒侵袭全国。伴随疫情蔓延的，还有民众的恐慌。中国社会科学院社会心理学研究中心发布的关于疫情下社会心态的调查报告显示，当前民众面对疫情体验到的最强烈的情绪是担忧和恐惧。正如武汉协和医院一名医生所说："我的感觉，当前疾病是一分，而恐慌是十分。"

　　社会心理学研究显示，情绪可以跨个体传播，在群体和社会中产生共享情绪的聚集。恐慌，不仅发生在个体层面，而且发生在群体层面；同时，集体恐慌并不等于个体恐慌的简单加总，而是新生成的、具有本身特质和功能的心理现象，反映了人际、群际以及个人与社会间相互建构而形成的宏观的心理关系。群体恐慌一旦产生，会像病毒一样影响群体成员，因此，相较个体恐慌，群体恐慌对群体行为与社会生活的影响更强烈。

身边的人是否过度恐慌？

　　疫情蔓延之际，人们比平时更加敏感、脆弱。谈"鄂"色变，各种谣言在网络上盛传，超市货架上的商品被一抢而空……这些曾在"非典"疫情防控期间出现的现象，现在也在我们身边发生。

在突发公共卫生事件中，集体恐慌是有规律可循的。

恐慌是危机发生时的一种社会行为，是人们面对想象的或现实的威胁时所产生的特定心理反应。适度的恐慌是正常的，并具有适应性，能帮助我们更有效地应对疫情；但情绪反应过度，不但于事无补，而且可能造成社会混乱。当恐慌被某些群体成员共享时，即形成集体恐慌。此处的群体指心理意义上的群体，不需要客观的共同社会身份，只要组成成员的感情和思想全都转到同一个方向，群体的强制力就会产生。正如社会心理学家古斯塔夫·勒庞（Gustave Le Bon）所言："无论组成群体的成员是谁，他们的生活模式、职业、性格和智慧是否相似，一旦卷入群体中，他们就具有了一种集体意识，使得他们所感、所思、所为均不同于他们独处时的所感、所思、所为。"

为何大家恐慌，我也会恐慌？

恐慌如何被群体成员共享，形成集体情绪？社会心理学的解释主要有两种。

一是情绪传染（emotional contagion）。情绪传染是指情绪表达者将其情绪扩散给观察者的过程。在社会互动过程中，人们会通过面部表情、姿势和身体运动等非言语线索，自动化地感知周边人

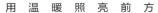

的情感变化，并无意识地调整自己的情绪，从而与周围人保持一致。互联网技术的发展为情绪传染提供了更便捷的渠道。新近的一项基于脸书（Facebook）上近 69 万用户的实验研究发现，即使是暴露在完全缺乏非言语线索的网络环境中，人们也会无意识地体验到与其好友表达的情绪相同的情绪状态，也就是说，互联网上也可以发生情绪传染效应。

同时，人们对社会信息的认知加工具有选择性，消极信息比积极信息更能引发人们的注意。特别是对于可能危害生命安全的信息，人们会更敏感；而互联网技术加速了各种信息的传播速度，加大了有关疫情的消极信息在人们日常接触到的信息中所占的比重，这无疑进一步加速了恐慌情绪的传染。

二是工具性情绪调节（instrumental emotion regulation）。这是指人们可以根据特定目标主动调节体验到的情绪的类型、强度和时间等，即使这种情绪体验是消极的。当前疫情具有突发性和高不确定性，人们通过与他人反应一致，一方面能降低自身的不确定性，即判断自身的情绪类型、情绪强度是否恰当，是否对当前环境作出了适当的反应；另一方面也能满足归属需求，提高安全感，即"我和大家一样""我不是个特例"。

值得注意的是，不光个体情绪会受集体情绪的影响，有时，个体情绪也会反过来影响集体情绪。例如，某微博大 V 发出"今天确诊病例翻倍，疫情越来越严重。每个人都有可能感染上，万一感染上了怎么办？害怕和焦虑，吃不下睡不着"的言论，网友们看到后很容易受其影响也感到恐慌、焦虑。另外，情绪传染可以在多人间交互产生，并不断增强，不仅通过直接的交互作用实现，而且可以通过间接的方式完成对周边人的交互影响。

如何应对集体恐慌？

首先，政府信息要透明。在缺乏可靠信息的情况下，集体恐慌最容易产生。2003 年"非典"疫情结束后，《人民日报》专版刊发长文，总结抗击"非典"疫情过程中的经验和教训，其中特别指出，民众的恐慌程度是与政府的信息透明度成反比的。在重大疫情面前，恐慌无法避免；恐慌就像病毒一样，重要的是我们如何控制它。政府及时、有规律地发布权威疫情信息，维护政府公信力，是保障良好社会心态的定海神针。

其次，发挥媒体和权威公众人物对大众情绪的引导作用。集体恐慌与信息传播关系甚密，个人情绪和集体情绪相互影响。因此，一方面，媒体要做到宣传正面、准确、透明化；另一方面，要充分发挥权威公众人物对大众情绪的引导作用，比如当前互联网上广为流传的"2020 年春节几时能动？钟南山说动才动"。

再次，适当减少信息输入，避免信息过载引发的恐慌。网络时代，我们时刻都能从朋友圈、微博上捕捉到关于疫情的信息。但是，在"自我隔离"期间，过多的信息未必有利，反而可能加重已有的焦虑情绪。如果你意识到自己存在强迫性刷手机行为，不妨给自己规

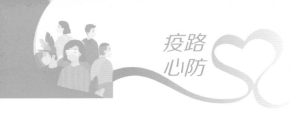

定：只在特定时间关注有关疫情的信息。另外，我们接受的信息往往是片面的，甚至是不真实的谣言！谣言具有发生在危险或动荡时期、内容繁多、传播迅速、传递恐慌、有一定真实背景等特征，而谣言"半真半假"的特征正是恐慌心理的催化剂。因此，要学会信息管理，关注权威媒体发布的信息，理性甄别信息，不要随意传播无法确定真实性的信息。

最后，要拥有理性、积极的思维方式。美国心理学家阿尔伯特·艾利斯（Albert Ellis）提出情绪 ABC 理论：人的情绪不是由某一诱发性事件本身引起的，而是由经历了这一事件的人对这一事件的解释和评价引起的。正是由于人们常有的一些不合理信念，才使我们产生情绪困扰。例如：

（1）绝对化要求。对于此次疫情，有些人认为，"为了保障我的健康，武汉人一个都不能出现，我不能和任何人有任何接触"。这部分人把"希望""想要"等绝对化为"必须""应该""一定要"等，这是非理性的。

（2）过分概括。此次疫情源于武汉野生动物市场，有些人就认为，"武汉人都吃野生动物，全都十恶不赦"。这部分人将"部分武汉人"过分概括化为"所有武汉人"。还有，部分武汉人感染了新型冠状病毒，有些人就认为所有从武汉回来的人都是病患，因此非常恐慌。

（3）糟糕至极。某市发布新型冠状病毒肺炎死亡病例，有些人会认为，"新型冠状病毒肺炎传播速度快且治不好，会致命，我们逃不过的，全完了"，这就是"糟糕至极"的不合理信念，就是把不好的事情想得非常糟糕，这是非理性的，会导致个体过度恐慌。反之，有些人会认为，"死亡患者可能因为伴随其他疾病或自身抵抗力弱，新型冠状病毒肺炎还是可以控制和医治的"。

不合理信念有时会使人产生一些过度的、不合理的情绪，因此，辨别不合理信念，改变不合理信念，也是避免过度恐慌和焦虑的方法。

借《七律·送瘟神》，祝愿祖国国泰民安。

春风杨柳万千条，六亿神州尽舜尧。

红雨随心翻作浪，青山着意化为桥。

天连五岭银锄落，地动三河铁臂摇。

借问瘟君欲何往，纸船明烛照天烧。

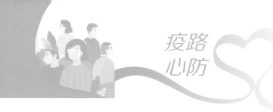
手绘 1：不理性的判断与决策

很多时候，人们对风险与信息的判断是不准确的，这导致人们会作出不理性的行为。在危机事件中，这些有偏差的判断与决策对个人与社会都有危害。然而，理解人的判断规律并有效地利用这些规律，有助于形成利人利己的行为。

这里介绍三种不理性的判断与决策现象，并针对这些现象给出防疫心理提示。

心理台风眼效应

指离危机事件的中心越远，人对危机事件的反应就越强。例如，在2003年的非典型性肺炎疫情中，身处非疫区的重庆民众的焦虑水平远高于身处疫区的北京民众。

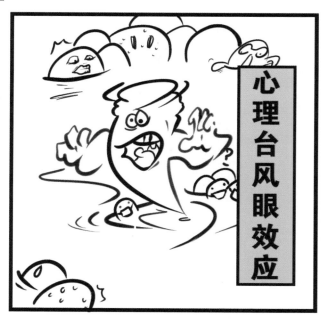

心理台风眼效应

防疫心理提示

民众要从官方渠道准确了解疫情，既要重视这场疾病，也要保持理智冷静的心态。

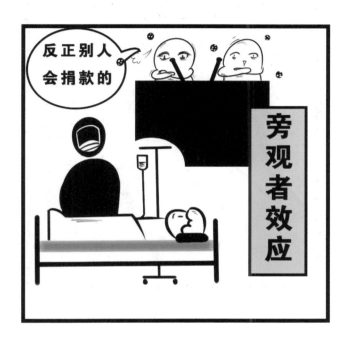

旁观者效应

　　指当关注紧急情况的人数增加时，人们施予帮助的可能性会降低。随着旁观者人数的增加，伸出援手的责任会扩散到旁观者身上。面对疫情，人们可能会产生"反正别人会捐款""抗击疾病是医护人员的责任"等想法。

防疫心理提示

　　在危机事件中，我们要建立责无旁贷的责任感，帮助他人是每个人的责任。赠人玫瑰，手有余香，帮助他人可以缓解自己的压力，提升生活意义感，带来积极的情绪体验。

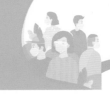
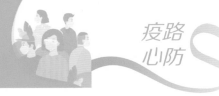
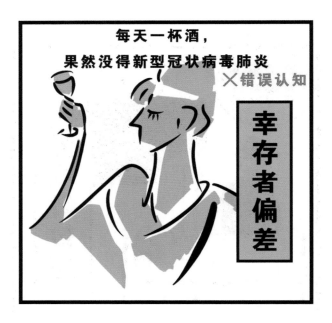

幸存者偏差

　　指人们很容易接触到灾难幸存者的所言所思，却无法得知逝者的其言其事。因此，只是片面地了解幸存者的信息，会让人的判断出现偏差。例如，有病人服用某种药物后康复了，也有病人服用这种药物后死亡了，如果只听康复者描述药效，我们获得的信息是不全面、不准确的。如果有人告诉你"我出门没戴口罩，也没被病毒感染"，你只听其言而忽略其他未戴口罩者的情况，那就落入幸存者偏差的陷阱。

防疫心理提示

　　新型冠状病毒肺炎不容小觑，我们要全面了解信息，不能片面地拿不具代表性的个例来判断疫情。

策划：陆静怡

文字：陆静怡　李　婕

手绘：喻里雯

20

疾病风险评估中的常见心理和成因

李世佳

在霍华德·S.弗里德曼（Howard S. Friedman）主编的《牛津健康心理学手册》（*The Oxford Handbook of Health Psychology*，2012 年在线发布）中，布里塔·雷纳（Britta Renner）和哈拉德·舒普（Harald Schupp）专门分析了流行病发生过程中，人们对健康风险的感知如何影响公共卫生干预计划的进展，因为公共卫生干预计划能否取得效果，很大程度上取决于个人如何看待健康风险。雷纳和舒普认为，人们采取保护措施的前提条件是：第一，人们需要在本质上认识到现有的健康风险。例如，"已经有许多人感染了新型冠状病毒肺炎"。第二，人们需要感到自己处于危险中。例如，"我可能已经感染了新型冠状病毒肺炎"，或者"我有很大概率被别人传染新型冠状病毒肺炎"。因此，要想执行和推进疾病防控工作，管理机构需要充分了解和评估以下三方面的风险感知信息：

- 人们在总体上如何理解和评估健康风险（一般风险感知，general risk perception）；
- 人们如何衡量自己的个人风险（个人风险感知，personal

21

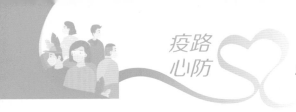
risk perception）；

· 人们如何应对提示自己有健康风险的信息。

一般风险评估：我们是否真的处于危险中？

根据世界卫生组织 2002 年的定义，风险（risk）包括两个核心要素：损害健康的后果发生的机会或可能性；预期的损害健康的后果的严重性。这种对健康不利的后果发生的可能性越高，预期后果（损失）越严重，风险就越高。在理想情况下，评估和量化健康风险的标准应该是统一的。国际上常用的风险衡量标准是每年的死亡人数（死亡率，mortality）和每年的疾病病例数量（发病率，morbidity）。使用这种通用指标来衡量风险，能够让我们比较不同风险，并确定应对的优先级。例如，根据世界卫生组织在官网上的统计数字（如下图所示），2016 年全球排名前三位的死亡原因分别是缺血性心脏病、中风和慢性阻塞性肺病，它们都是非传染性疾病；第四位才是传染病，死亡人数只有缺血性心脏病死亡人数的三分之一。如果严格按照这个标准，似乎缺血性心脏病才是我们最应该担忧的疾病，但为什么传染性疾病会令人闻风丧胆呢？

说出来也许令人难以置信——传染性疾病之所以能够在短时间内引起更高的关注度，恰恰是因为比起缺血性心脏病和中风这样的慢性病，传染病的发展从某种程度上来说反而更可控。当我们对

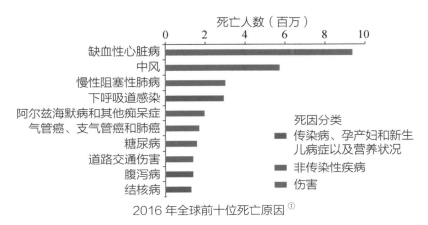

2016 年全球前十位死亡原因 [①]

风险进行评估时，往往还需要考虑一系列近端因素和远端因素。近端因素直接导致疾病，例如导致此次高传染性的新冠肺炎的新型冠状病毒。远端因素则通过多种中间因素发生作用，例如不健康的饮食习惯和不规律的作息会对血压、血脂和胰岛素敏感性产生不利影响，进而引起心脏病。很多慢性疾病的发病原因主要是远端因素，而传染性疾病基本上都由近端因素引起。很显然，远端因素往往比较复杂，作用也比较间接，因此人们很难对其进行控制。但近端因素就截然不同了——只要能够有效遏制病毒的传播和蔓延，疾病的风险就会大幅度降低甚至消除。如果控制不到位，则会导致严重后果。

　　保罗·斯洛维奇（Paul Slovic）在 1978 年的《风险感知》（*Risk Perception*）中提到，当不利后果发生的可能性或严重性超

---

① 图片来自世界卫生组织官网。

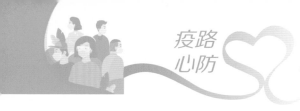
过某个阈值时，人们会对变化不再敏感，认知方式也会偏离基于可能性和严重性的理性算法。举例来说，明明是缺乏运动或饮食不健康会带来更高的健康风险，很多人却更担心基因工程等"危险技术"带来的安全隐患。这很可能是因为技术更可能与灾难性的后果相关，人们会在想象中将这种灾难的严重性和致命性无限制地夸大，而相比之下，健康风险就显得微不足道了。

传染病引起全民恐慌，很可能正是基于上述心理原理，但也许原因更复杂：当人们评估新型冠状病毒肺炎的风险时，除了对个人健康的忧虑之外，对管理机构的疑虑（传染源是否得到有效控制）、对他人的怀疑（身边的人是否携带病毒）、对家人和朋友的担忧（如果一家人都病倒了怎么办）、对社会秩序的悲观预期（物资储备是否足够）、对未来不可预测的焦虑（工作会不会受影响）等因素，都有可能占据人们的全部注意力，使人们夸大传染病的风险。当然，从疾病防控的角度来说，这也许不是件坏事，它能够促使人们主动采取积极有效的行为来降低风险，尤其是对可以采取措施加以控制的传染病而言。但是，被夸大的恐慌也可能带来很多实质性问题：恐惧很可能破坏我们对他人和职能部门的信任，有可能让我们轻信谣言，等等。

雷纳和舒普建议，相关部门应该提供有效的风险沟通，让人们能够对不同疾病的相对风险进行比较和评估，从而以适当的方式判断患上特定疾病的可能性和严重性，避免过分夸大风险。除了提供全面而非零散的风险信息以外，比维亚妮·H. M. 菲舍斯

（Vivianne H. M. Visschers）等人在 2009 年的综述中也指出，通过改进展示风险数量的方法，能够极大地促进人们理解面临的风险。他们给管理者提供了几条建议：第一，在提供关于风险的概率信息时，使用相同的分母，以便忽略分母的人仍然可以比较概率信息（比如不要时而提供百分率，时而提供千分率）。第二，慎重选用绝对风险或相对风险的表述形式。例如，患病的概率从 2%增加到 3%，绝对风险增加了 1%；若用相对风险来描述，则患病的风险比原来提高了 50%——显然，后者会带来更严重的恐慌。第三，在描述风险时，同时显示数字和语言描述的概率信息。人们更喜欢数字信息的准确性，但也需要使用文字陈述以便交流。同时显示这两种信息，可以确保人们无论出于何种目的都可以获取正确的信息。要想快速引起人们的注意，图表的形式要比数字有效得多。

对疾病风险进行评估时，往往会受到很多客观因素的影响，例如疾病本身的特点、信息的透明度、后果的复杂性与不确定性等，这就使人难以形成理性的一般风险感知。但是，这并不是因为公众无法理性地理解风险，很大程度上可能是因为掌握信息的专家和管理机构没有采取有效的、经过优化的风险沟通形式。雷纳和舒普总结认为，社会不应该期望公众去适应某些形式的风险沟通，而应该使风险沟通形式适应公众的能力和需求。因此，一套健全而可靠的风险沟通系统，需要以充分考虑公众的能力和需求为基础，这才是帮助公众形成理性的风险评估意识的第一步。

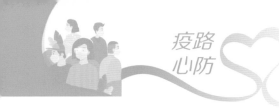

个人风险感知

你觉得自己患病的风险有多高？

　　一般风险感知和个人风险感知往往存在较大的差异。例如，那些坚决不戴口罩的人，他们能够认识到"许多人感染了新型冠状病毒肺炎"这一事实，但可能并不会认为自身处于危险中。想要评估人们对自身健康风险的看法，常见的方法之一是对个人绝对风险感知（absolute personal risk perceptions）进行量化的估计。乔普·范德·普利格特（Joop van der Pligt）1998 年的报告显示，人们常常严重高估自己成为疾病受害者的可能性——对于广泛已知的风险，例如吸烟或乳腺癌，尤其如此。

　　詹姆斯·A. 谢珀德（James A. Shepperd）等人认为，尽管人们经常高估自己患病的绝对风险，却对自己的比较个人风险感知（comparative personal risk perceptions）持乐观态度：坚信自己面临的风险低于其他人，这种偏见被称为不切实际的乐观（unrealistic optimism）或乐观偏差（optimistic bias）。这种偏差伴随人的一生，可能随着年龄的增长而增长。伊莎贝尔·鲍尔（Isabelle Bauer）等人认为，这很可能是因为随着年龄的增长，身体各方面机能衰退的感受与随之而来的威胁感也增加了，如此一来，人们会更加倾向于进行向下比较（downward comparison）。通过和不如自己的同龄人对比，人们会认为，尽管年龄增长会带来更多的健康风险，但同龄人往往比自己更加糟糕。面对新型冠状病毒肺炎，网络上流传着很多劝父母戴口罩的段子，或许这并不是因为年长的父母更加固执，不听劝，而只是"乐观偏差"导致他们相信坏事更容易发生在别人身上，而不是自己身上。所以，要想真正改变年长者的观念，应该理解这种乐观偏差产生的原因，针对偏见进行干预，而不是一味调侃。

为什么会出现乐观偏差？

谢珀德等人认为，乐观偏差的核心是一种叫作自我增强的动机，即为了保护和维持对自己健康的积极态度的动机，这就是动机账户（motivational accounts）假说。通过在绝对水平上承认更多的客观风险，可以满足人们对准确性的需求；通过对他人持悲观的看法，可以满足自我保护的需求——两种需求虽然看起来自相矛盾，但是很实用。

约翰·R. 钱伯斯（John R. Chambers）等人则提出了认知假说：乐观偏差可能是由于我们将自己与他人面临的风险进行比较时，更加倾向于关注与自身健康相关的因素，而不是他人。

尼尔·温斯坦（Neil Weinstein）1980 年提出，人们越是容易发现危险，对比较风险的认知就越不乐观。此外，对于可控事件，人们更容易在头脑中描绘出典型的受害者形象，这些受害者通常被称为高风险受害者原型（high-risk victim prototype）。例如，肺癌通常比其他种类的癌症更容易引起乐观偏差，因为人们通常认为肺癌与某种行为有关（例如吸烟），所以更容易描绘出典型的受害者形象（吸烟者）。选择与高风险受害者原型进行比较，可能会使人们产生错误的无敌感——一个人认为自己与高风险受害者原型越不相似，就会感到自己越安全。但这种偏差也有好处：科普工作者可以建议人们将这种高风险受害者原型作为反面教材，从心理上和行动上扩大风险形象和自己之间的距离，从而远离风险。

风险偏差对人们行为的影响

在健康风险研究领域，研究者普遍发现，相比好消息，人们对坏消息的接受程度更低。

罗伯特·T. 克洛伊尔（Robert T. Croyle）等人在 1997 年出版的著作中提到，当人们面对威胁信息时，可能会考虑两种基本的自卫路线：一条是贬低威胁信息的有效性（即否认事实），一条是降低高风险状态的特定后果（即拒绝影响）。这种动机推理的视角提示，如果人们不相信收到的负面风险反馈是有效的，而且不愿意接受这些反馈，那么他们改变行为的动机将大大降低。实际上，收到坏消息的人比收到好消息的人更倾向于改变行为。皮特·H. 迪托（Peter H. Ditto）和克洛伊尔提出了双重处理的动机推理：人们可能同时身处恐惧和危险控制过程之中。因此，尽管控制恐惧等情绪的负面影响的主要途径之一是减少对威胁信息的反应，但这并不妨碍人们采取主动行为来控制眼前的危险。也就是说，对威胁性信息的抵制源于动机推理，但是接受现实，开始改变，是由于现实限制。

迪托等人也从认知的观点提出了处理量理论（quantity of processing，简称 QOP）：消极的信息相比积极的信息，能触发更复杂的认知分析。如果人们对否定形式的信息进行更深入的思考，就会更倾向于寻找到"最佳答案"。这会耗费更多的认知资源，如果答案不够让人满意，也会让人们对信息的有效性产生更大的不确定感。这就导致了相比肯定形式的信息，人们不愿意接受否定形式的信息。

通常认为，积极的健康风险反馈会更容易让人接受，带来心理安慰，但事实似乎并不总是如此。戴维·R. 内伦兹（David R. Nerenz）等人研究发现，在严重疾病的背景下，人们甚至会出现对积极反馈的抗拒。例如，接受化疗的癌症患者如果获得肿瘤迅速缩小的积极健康信息，相比获得预期的肿瘤逐渐缩小的信息，反而会遭受明显的困扰和负面影响。这种现象主要发生在风险反馈信息与先前存在的风险感知不一致时，人们会优先将信息加工资源提供给负面信息或意外信息（自适应响应，adaptive response），雷纳称之为"线索自适应推理账户"（cue-adaptive reasoning account，简称 CARA）。在各种刺激和需求争夺心理加工资源的情况下，对与自我和生存相关的刺激投入加工资源，能够帮助人们成功地适应环境。而和处理量理论类似，与预期不同的信息即使是积极的，也会导致更长的思考时间，触发更严格的认知处理，增加接受难度。

该怎么做？

雷纳和舒普提出，在设计有效的疾病风险沟通时，需要考虑三个核心问题，以此为依据来提供针对风险信息的解释和建议。第一个问题是最基本的：如何理解和评估总体健康风险？第二个问题：当人们意识到存在一定的健康风险时，如何解释自己的个人风险？第三个问题：人们如何响应针对其个人健康风险状况的风险沟通？

以下是一些可以借鉴的基本建议。

第一，意识到健康风险无疑是正确感知疾病风险的前提。与其说服人们改变行为，不如让人们了解不同疾病的绝对风险和相对风险，了解各种风险因素随着时间的推移所产生的影响，以及改变行为对健康的好处。为避免受众误解，有效的风险交流不可避免地需要侧重选定的风险估算，该估算应以受众的范围和需求为导向，而不是为特殊利益群体服务。

第二，个人风险感知可能会过于乐观。这是一种正常的心理保护机制，但有可能导致人们在面对风险时的不作为。与其强行改变这种偏见，不如理解和运用它背后的规律，更好地进行风险沟通。

第三，个人风险感知会通过预先存在的风险感知，对风险信息反馈进行过滤。如果风险信息反馈同原先的看法、信念相冲突，人们就会去反复检查这一信息，即使它是积极信息。这种重复检验很可能增加人们的担忧，所以，即使是报告好消息，也要像报告坏消息一样，仔细地解释和讨论。

第四，对健康风险的感知是激励人们改变行为的关键出发点，然而，要想成功地改变复杂行为，需要自我调节资源和能力。风险交流如果仅仅是描述风险，而没有提供如何应对威胁的详细信息，可能会引起人们的焦虑、沮丧和无助感。只有鼓励人们掌握健康目标，进行有效的风险沟通，才能换来可持续的行为改变。

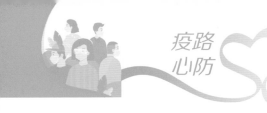

理性感知疾病，更好应对疫情

李世佳

　　耶尔·本雅米尼（Yael Benyamini）在霍华德·S. 弗里德曼（Howard S. Friedman）主编的《牛津健康心理学手册》（*The Oxford Handbook of Health Psychology*，2012 年在线发布）中说："生活是体验组织性的一个连续过程：我们渴望秩序和意义，但在我们生活的世界中可能并不存在这些东西。健康问题常常使我们的生活变得更加意义不明，让我们感到失去控制，受到威胁，从而使生活变得混乱和不可预测。为了创造某种秩序并重新获得控制感，我们寻求以有意义的方式解释躯体经验，并将其组织成一个连贯的叙事方式，这种方式为我们自身的经验和自我系统提供了连续性。我们根据自身的生活叙事构建了一种关于自身状态的个人理论，这个理论与我们的自我认同和基本人际关系紧密相连，使我们能够诠释这种新的经验，并在其中找到秩序和意义。"

　　因此，当我们经历疾病的威胁时，我们所经历的绝不仅仅只是躯体的生理变化——在我们理解疾病、感知疾病的过程中，情绪和认知等心理因素都驱动着这一过程的形成。

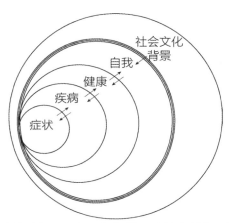

对疾病的认知和理解不仅仅是一种健康观念，也涉及对自我的理解和对社会文化背景的理解①

当突如其来的新型冠状病毒肺炎疫情占据了我们的大部分注意力时，恐惧、愤怒、焦虑、悲伤都是合理的——这是我们正在试图为眼前的混乱寻找逻辑和意义。但是，这些情绪的出现是为了促使我们更好地寻找生活的意义，而不是让我们永远陷入这些情绪的漩涡。问题在于，我们该如何理性地度过这个为疾病或疾病的威胁寻找意义的阶段？

放弃无端恐惧，写下对疾病的自我感知

根据霍华德·莱文塔尔（Howard Leventhal）和同事 1980 年的定义，疾病感知（illness perception）包含人们在症状、病痛感、

---

① 图片出自 *The Oxford Handbook of Health Psychology*，2012 年在线发布。

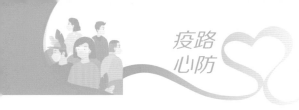
疾病、医疗状况和健康威胁方面所具有的知识和信念，它是人们对这些条件的主观理解。莱文塔尔确定了疾病知觉的四个主要组成部分：身份（identity）、时间线（timeline）、后果（consequences）和原因（cause）。1983年，理查德·R. 劳（Richard R. Lau）和凯伦·A. 哈特曼（Karen A. Hartman）又增加了第五个组成部分——可治愈性（curability）或可控性（controllability）。

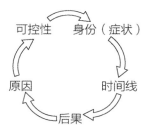

可控性　身份（症状）

原因　　时间线

后果

俗话说，"知己知彼，百战不殆"。我们正在与疫情进行一场恶战，此刻，我们更需要科学地认识这个敌人。

写下症状

我们对疾病的认知通常起始于症状：给不同的症状打上不同的标签正是鉴定疾病的方法。人们通过寻找信息来标记自己的症状，或者通过判断自己曾经经历的症状与各种疾病的典型症状之间的相似性来进行原型检查（prototype check）。原型检查中，贴合度越高，人们对自己标注症状的能力就越有信心。而当人们遇到难以标注的症状，或者连医生也无法为症状提供清晰的疾病标记时，人们就会感到沮丧。从积极的方面来说，已经被诊断出患有某种能够清晰标记的疾病者，可能会更加警惕与这种疾病有关的症状，从而更加准确地评估自己的健康状况。

理清时间线

鉴定出疾病之后，接下来，测试症状本质的最直观的方法就是随着时间的推移寻找规律。在整个人类历史上，大多数疾病都是急性的，而大部分医疗保健系统都围绕着急性疾病的初始模型而构建。很多症状的表现会随着时间线而逐渐显现和发展，所以，对待疾病最理性的方法是，记录和分析身体感受和心理感受随时间如何变化，这样能够更好地帮助医生进行诊断。

客观预测疾病的后果

疾病的后果是指人们对疾病严重性的总体评估，以及疾病会在多大程度上影响生活的特定领域（例如身体健康、社会关系、经济状态、职业发展等）。罗伯特·惠特克（Robert Whittaker）等人在 2007 年，金伯利·K. 劳布麦尔（Kimberly K. Laubmeier）等人在 2004 年的研究都发现，人们对疾病的严重程度和后果的认识程度，对身体状况和情绪有着独立且强烈的影响。当新型冠状病毒肺炎在武汉出现，舆论开始逐渐升温的时候，很多人没有得到更多准确的、全面的信息，所以对疾病的严重性的预测众说纷纭，导致人人自危——这种强烈的负面情绪也许会加剧对疾病的负面认知，让情形更加混乱。

寻找疾病的发生原因

大多数人会对自己的病因作出一些假设，人们对这些假设的相信程度会随着症状的严重性的增加而增加。如果缺乏专业的引导，

这种病因推断往往会遵循简单、合乎逻辑的（却可能是错误的）因果规则。在传染性疾病的发展过程中，病因相对比较确定，只要保证信息的交换和流通不受阻，一般情况下，不应该出现错误的因果归因导致寻求专业护理延迟的问题。更重要的是，应该和医生充分沟通、交流这种自我推断，不要有任何忌讳和隐瞒。

理性评估疾病的可控性程度

疾病的可控性感知可以分为个人可控性（personal controllability）和医疗／治疗可控性（medical/treatment controllability）。治病听起来似乎都是医生的工作，但即使涉及复杂的治疗方案，个人依然有可能采取一些措施（例如是否严格遵守医生的告诫）来改善健康状况，或至少防止健康状况恶化。此外，个人对医疗／治疗可控性的信念（是"我的病无药可救"，还是"这种病可以被有效治愈"）也是在治疗过程中积极主动发挥个人控制作用的体现，这种信念会决定人们在和疾病共存的过程中是采取积极的还是消极的相处方式。

在梳理疾病感知的五个组成部分的过程中，我们能够更好地理解眼前发生的事情，这也能帮助我们更好地和医生沟通，获得最需要的帮助。

重视疾病感知中的情绪因素

在莱文塔尔的常识自我调节模型（common-sense model of

self-regulation）中，当一个人面对与健康有关的内部刺激（比如身体不适）或外部刺激（比如看到电视中介绍新冠肺炎的危害）时，象征危险的心理表征就会出现，这种心理表征不仅包括与健康问题相关的认知表征（cognitive representation），也包括由此引发的恐惧等情绪表征（emotional representation）。每种类型的表征都会促使个体选择应对危险和恐惧的方法，然后对这些方法带来的结果进行个人评估。根据评估的结果，人们很可能调整自己的认知表征（"我的身体确实病了！"）和情绪表征（"我恐慌极了！"），来顺应当前的实际情况。我们可以简单地理解为，从对疾病的认知到应对程序，再到结果评估，我们有两条相关的反馈循环，一个是"冷"的理性认知途径，另一个是"热"的感性情绪途径。

当我们面对疾病的恐惧时，我们往往会面临信息匮乏引发的无助感，以及对混乱、死亡的恐慌。这种时候，最好的办法还是正视自己的负面情绪，用科学的手段具体分析自己对待疾病的态度，来判断自己的恐惧究竟是人云亦云的情绪传染，还是自己试图在这场危机中重新梳理生活的意义。对此，我们提出以下三方面建议。

收集信息，提高对疾病的理性认知

乔治·D. 毕晓普（George D. Bishop）和莎罗琳·A. 康弗斯（Sharolyn A. Converse）在 1986 年提出，理性的疾病知觉在认知方面对我们的好处是，它能够促使我们主动、积极、高效地组织信息，这些有关疾病、有关我们自己、有关社会的知识的存储和检索，能够帮助我们更好地预测疾病的发展和生活的变化。同时，当

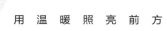
人们通过正确评估和标注典型症状，并对自己的判断更有信心时，便更容易发现疾病，也会更加积极地寻求治疗和改善生活习惯。通常情况下，我们建议，准确地了解我们的处境对于构建正确的疾病感知是最有益的，因为它更有可能帮助我们找到最适合这个处境的应对方式，从而获得最有利的结果。

了解自己的疾病感受，尽量减少不确定性

在情感方面，处理不确定性往往是应对疾病的主要挑战之一。如果我们能够科学、有效地提高对疾病的感知，就可以大幅度缓解内心的不确定感，减少焦虑。我们也可以更加直观地了解自己处在疾病应对的哪一个过程中，分析病因，预测下一步的发展，从而更好地进行准备工作。从理论上讲，如果我们能够更清晰地用语言来表述我们的疾病感受，疾病认知过程中的负面情绪也可以被大幅度降低；而当我们能够在头脑中更加清晰地整理疾病过程的来龙去脉，我们就会有更强的掌控感——我们也许无法控制某件事情的发生，但我们可以尽可能地了解我们身上发生的事情到底是什么和为什么发生，这些信息能够大大降低我们对不确定性和未知的焦虑，也能够帮助我们更加客观地看待问题。写下对疾病的自我认知也许就是一个好的开始。

尽量关注生活中积极的、确定的因素

虽然对疾病的准确认知十分重要，但不可否认的是，风险性过高的疾病会导致强烈的负面情绪后果。朱迪丝·A. 贝克（Judith A. Baker）等人在 1997 年建议，为了疏导这些负面情绪，专家和舆

论必须理性地引导大众，使人们把自己看作幸存者，而不是受害者；应该把更多的精力放在主动控制生活，引导疾病走向积极结果上，而不是一味地怪罪他人。虽然从长远的社会体制建设来看，追责机制可以更好地优化和改善相关部门和政策的工作效率，但是就个人的健康而言，过分关注负面信息并不能帮助减轻疾病感知中的消极情绪，积极乐观的态度、适度的运动和健身、健康合理的饮食和规律的作息习惯，才能够帮助我们迎来更乐观的结果。

家庭和社会的支持必不可少

莱文塔尔尤其强调家庭关系对疾病感知的自我调节部分的影响，疾病往往也会影响家庭成员之间的关系。实际上，疾病（或面临疾病威胁）往往会对亲密关系产生有利或不利的影响，这些影响有可能直接影响一个人的疾病知觉。一段健康和良好的亲密关系毫无疑问能够帮助人们形成相对积极的疾病感知，并且采取积极的治疗行动，它也能给人提供物质上或情感上的社会支持，从而在很大程度上缓解疾病的压力。

医疗保健机构和专业医护人员也会建立自己的疾病感知，这些感知很可能与患者的感知有所不同。尽管专业人士能够提供更加全面准确的生物医学观点，但是在面临无法解释的症状时，专业人士的谨慎有可能增加患者的不确定感，导致他们产生消极的疾病情绪感知。此外，专业人员会倾向于根据对有典型症状的患者的认识和

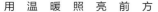
循证研究结果来解释症状，而患者会根据自己的直接经历来判断，这两种不同的疾病感知角度之间的差异或者沟通语言之间的差异，很可能会增加患者与医生之间的分歧，导致误解。如果医护人员能够充分理解患者渴望获得逻辑和意义的心理状态，那么在有些情况下，有技巧的医患沟通方式或许比纯生物学解释更能帮助患者对疾病感知的各个组成部分进行整合，达到逻辑自洽，减少不确定感带来的焦虑。

人们在面临疫情时往往会手足无措，这是因为环境中发生的重大改变对人的健康和生活产生了威胁，而我们对健康和疫情的感知直接决定了我们会如何采取应对行为。这个过程是比较抽象的，却是十分重要的，因为我们总是希望能够在混乱中寻找到秩序和意义。事实上，疾病感知也是我们自我认同的一部分，我们在这个危机中会采取什么样的行动来保护自己，保护家人，实际上体现了我们如何看待自己和家人。

对医疗保健机构和相关部门来说，了解和尊重疾病感知对于个体的重大意义也是十分必要的，它们对以患者为中心和为患者量身定制护理服务至关重要，还可以改善医疗保健的政策和患者的健康。

理性地感知和看待疾病带来的威胁，采取积极的行动去预防和治疗，在压力中更加了解自己，以更积极的态度对待生活，也许就是危机教给我们的第一课。

克服焦虑，打赢抗疫心理战

曹　倖

来势汹汹的新型冠状病毒肺炎疫情牵动着全国人民的心。身边有不少亲戚朋友告诉我，他们已经几天没睡好觉了，有位朋友甚至说，自己只要一听到与肺炎传播有关的消息，就会感觉喉咙干痒，忍不住咳嗽。其实，诸如此类的躯体化反应是焦虑的一种常见表现。

焦虑是把"双刃剑"

焦虑是个体对即将来临的、可能会造成的威胁所产生的紧张、不安、忧虑、烦恼等不愉快的复杂情绪状态。从进化心理学的角度来看，焦虑有其积极意义。它可以帮助人类在威胁出现前，提前进入应激状态，通过"战或逃"（fight or flight）反应进行防御，从而大大提高存活概率。[①] 在抗击新型冠状病毒肺炎疫情时，适度的焦虑可以使我们提高警惕，养成戴口罩、勤洗手等防护习惯，从而降低感染风险。

---

① 古若雷，罗跃嘉．（2009）．我们为什么焦虑？*自然杂志, 31*，109-117.

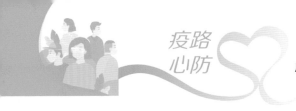

用 温 暖 照 亮 前 方

然而，潜在的威胁可能出现，也可能不出现。对这些威胁的过度焦虑往往会干扰人们的正常工作与生活，甚至还会造成一些躯体疾病。心理学家发现，长期处于焦虑状态会影响下丘脑—垂体—肾上腺轴（hypothalamic-pituitary-adrenal axis，简称 HPA 轴）、自主神经系统、免疫系统等多种生物系统的功能，还会引发吸烟、酗酒等诸多不良生活方式，从而增加包括心血管疾病、消化道疾病、呼吸道疾病在内的多种疾病的发病风险。[①]

那么，对新型冠状病毒肺炎疫情的焦虑究竟从何而来？我们该如何防范过度焦虑？

焦虑源于未知

焦虑是一种指向未来的（future-oriented）情绪状态。"指向未来"这一特点决定了焦虑的对象不是已知的东西，而是未知的东西。心理学家指出，未知会造成不确定感和无法掌控感，这些感觉会降低我们对有效应对潜在威胁的预期，进而导致焦虑。[②] 一旦未知被消

[①] Niles, A. N., & O' Donovan, A.（2019）. Comparing anxiety and depression to obesity and smoking as predictors of major medical illnesses and somatic symptoms. *Health Psychology, 38*, 172-181.

[②] Barlow, D. H.（2000）. Unraveling the mysteries of anxiety and its disorders from the perspective of emotion theory. *American Psychologist, 55*, 1247-1263.
Grupe, D. W., & Nitschke, J. B.（2013）. Uncertainty and anticipation in anxiety: An integrated neurobiological and psychological perspective. *Nature Reviews Neuroscience, 14*, 488-501.

除，焦虑也会随之减弱。比如在考试成绩公布前，学生往往会感到焦虑，因为不确定自己考得怎么样，一旦成绩公布，无论考得好还是不好，面对既成事实，人的焦虑情绪都会明显减弱，取而代之的可能是因考得好而产生的欣喜，因考得不好而产生的沮丧，抑或是尘埃落定后的坦然与淡定。

面对新型冠状病毒肺炎，对于不同的个体，未知的东西有很多：它的病因是什么？它是怎样传播的？它的预后如何？疫情何时能结束？我和家人是否已在不经意间接触过感染者？……这些未知是我们感到焦虑的根源。如果可以化解这些未知，就不会过度焦虑。

克服焦虑，从化解未知开始

有些"未知"是知识性的，它们易于化解。研究表明，人们对某种疾病的了解程度与焦虑水平之间存在显著的负向关联。也就是说，我们对某种疾病了解得越多，焦虑的可能性就越低。[1] 我们可以通过广播、电视、互联网等渠道了解新型冠状病毒肺炎的病因、传播途径、预后等方面的科学知识，加深对它的认识，从而缓解由这些未知带来的焦虑。

有些"未知"仍处于发展变化中，需参考已知的东西或已有的

---

[1] Zhang, Q., Liao, J., Liao, X., Wu, X., Wan, M., Wang, C., & Ma, Q. (2014). Disease knowledge level is a noteworthy risk factor of anxiety and depression in patients with chronic obstructive pulmonary disease: A cross-sectional study. *BMC Pulmonary Medicine*, *14*, 92.

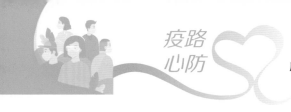

经验予以化解。比如，关于此次疫情何时结束尚无确切答案。面对这类"未知"，我们可以结合官方公布的疫情信息、国家采取的防控举措、以往传染性疾病疫情的发展和变化规律等，初步作出自己的推断。对疫情结束时间的推断可能因人而异，或早或晚，但当个体作出推断并相信自己的推断时，这种未知便被打破，由它带来的焦虑也会在一定程度上得到缓解。

还有一些"未知"难以通过知识学习或个人推断来化解。比如，个体关于是否接触过隐性感染者的未知。当你被这类"未知"困扰时，可以考虑暂时搁置它们，转向对焦虑情绪的处理。你可以使用积极的自我暗示（如，"我挺过了之前的'非典'之战""我接触到隐性感染者的概率较低"，等等），来提升应对肺炎疫情的自我效能感。研究表明，自我效能感的提升有助于缓解焦虑。[1] 你还可以与家人、朋友谈论你的想法和担忧，从而获得他们的情感支持。研究表明，当应对与疾病有关的不确定感时，情感支持也有助于缓解焦虑。[2] 当然，如果心理自助无法帮你摆脱焦虑困境，你就应当寻求专业的心理咨询与治疗。

认识焦虑，克服焦虑，让我们携手打赢这场抗击新型冠状病毒肺炎疫情的心理战！

[1] Bandura，A.（1997）．*Self-efficacy: The exercise of control*. New York: Freeman.

[2] Hipkins，J.，Whitworth，M.，Tarrier，N.，& Jayson，G.（2004）. Social support，anxiety and depression after chemotherapy for ovarian cancer: A prospective study. *British Journal of Health Psychology, 9*，569–581.

手绘 2：从心理学实验看疫情心态

心理学家通过科学实验揭示了人类面对环境和社会压力时的典型反应，帮助我们理解如何才能有效引导自我和他人的理性行为和积极心态。

这里介绍四个著名的心理学实验，实验的结果能给这次防疫工作带来一定启示。

从众效应实验

美国心理学家所罗门·E. 阿希（Solomon E. Asch）做了一个实验，他请大家先看一根线段，然后从 A、B、C 三根线段中选出一根与之等长的。人们在直接作判断时，正确率接近 100%；但如果在被试作判断前，安排多位假被试都选择了一个错误选项，那么真被试在进行判断时，有超过三分之一的可能性选择"随大流"，从而作出同样错误的选择。

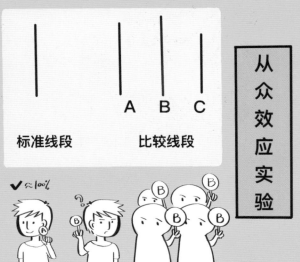

防疫心理提示

在疫情发展期间，人们更可能不加选择地从各种渠道尽可能地收集信息，但由于从众效应的存在，个体容易在大量未经证实的信息甚至流言面前，放弃自己原有的立场和主见，无意中助长非理性的跟风行为。

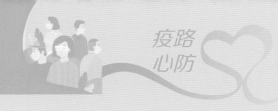
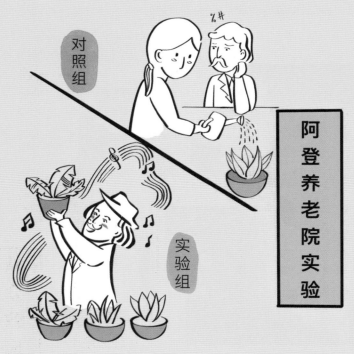

阿登养老院实验

　　美国心理学家艾伦·兰格（Ellen Langer）等人将阿登养老院中的老人分为实验组和对照组，实验组老人可以选择自主决定生活中的一些改变，并对自己的生活加以控制（例如，决定是否要一盆盆栽，选择哪一种植物，还要自己照顾植物），对照组老人则被分发一盆盆栽并由专人负责照料。一段时间后，提升了控制感的实验组老人明显比对照组老人感到更加快乐，会更主动地参与公共活动。

防疫心理提示

　　非常时期，人们感受到的焦虑和惶恐部分源自此时人们感觉失去了对自己生活的"控制"，而这种主观上的无助体验对于妥善应对危机毫无助益。因此，通过在特殊时期合理安排自己的日常任务，以及有规律、可预期的活动来主动获得控制感，是帮助提升个体生活质量，积极应对危机的有效手段。

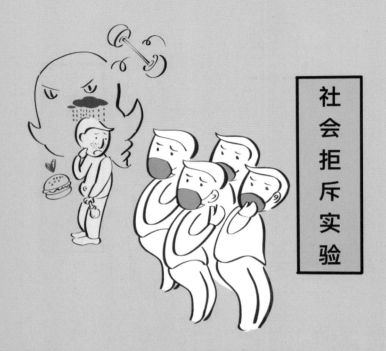

社会拒斥实验

社会拒斥实验

　　美国心理学家罗伊·F. 鲍麦斯特（Roy F. Baumeister）在一系列实验中引导人们经历"社会拒斥"（比如，发现同组伙伴不愿意和自己一起工作或游戏，或想象自己未来会孤独无依）后发现，人们的自我调节和自我控制能力受损，经历社会拒斥的人更难抵挡不健康但美味的诱惑（如美味的曲奇饼），也更难坚持从事较艰难但真正有益自身的活动（如选用口味不佳但有益健康的饮品）。

防疫心理提示

　　当人们面对生命和健康威胁时，在本能的驱使下，容易简单地寻找一些"替罪羊"来宣泄愤怒和焦虑，试图将后者驱逐出自己的生活圈。但这种本能反应恰恰是应该避免的，因为被我们拒斥的人很可能会降低自我调节和控制的能力，他们的后继行为会更趋于非理性而非自控，给整个群体带来更大的不安。

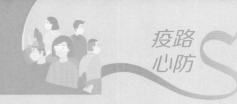

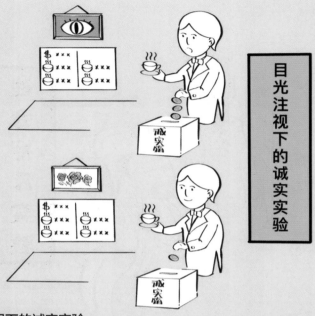

目光注视下的诚实实验

心理学家梅利莎·贝特森（Melissa Bateson）和吉尔伯特·罗伯茨（Gilbert Roberts）选择了一间有偿提供咖啡和茶的大学休息室作为实验场所，人们在这里享用饮料后，通过自行向"诚实箱"投入现金进行支付。在不同的日子里，他们改变了价目表上方悬挂的图片，有时是一幅花卉图片，有时则是注视着前方的眼睛。结果发现，当悬挂眼睛的图片时，人们主动支付的金额是悬挂花卉图片时的三倍。

防疫心理提示

成功应对疫情，需要全社会通力协作。如果人们接受了有关"他人""社会关注"等的提示信息，就更可能以自律和遵循社会规范的方式而非单纯自利的方式来行事。例如，每个人都需要配合必要的检查和禁令，而非只为一己之私抢购物资。

策划：庄　瑜
文字：李　林
绘画：施雅文

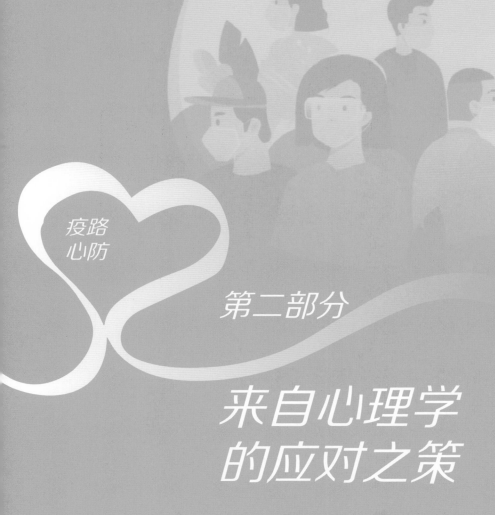

疫路
心防

第二部分

来自心理学
的应对之策

社交媒体上充斥着有关疫情的报道和消息，我们
很难不关注，常常陷入其中。当愤怒、焦虑和抑郁无
处宣泄，就会影响身心健康，甚至波及孩子。心理学
家面对不同人群，提出各类应对之策，帮助我们找回
生活的节奏感和意义感。

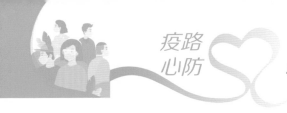
应对疫情压力的心理学建议

李世佳

 自 2020 年 1 月 20 日以来，社交媒体上充斥着大量与新型冠状病毒肺炎疫情有关的报道。这次疫情来得如此突然，在短时间内占据了我们大量注意力。相信很多朋友和我一样，这几天只要一有空就会刷朋友圈和微博上的各种信息。虽然像"最美逆行者"这样的积极消息令我们振奋，但也有很多负面的消息让我们不由得产生愤怒、焦虑、抑郁等情绪。虽说掌握尽量多的信息能够帮助我们更好地应对变化的环境，但是这些消极情绪会让我们的压力越来越大。这些慢性压力悄然蚕食着我们的生活空间、休息和娱乐的时间，影响我们的心情和脾气，让我们每天疲惫不堪，抑郁的情绪无处宣泄。

 事实上，来自网络和媒体的这些负面消息很可能对我们造成"二手创伤"（second hand trauma），有时候明明看到的是别人的焦虑和烦恼，我们却感同身受；接触大量的负面消息也会让我们产生一种错觉——这个世界正变得越来越危险，我们面临的威胁越来越大。这也许是事实，也许是负面消息更能吸引流量从而得到更多的传播，我们很难对此进行理性的判断。

 关注疫情的进展当然是非常重要的，但也需要科学的方法来调节自己的压力，不然病毒还没到，自己就先被消极情绪淹没了。

不要让自己成为"压力制造机"

美国心理学家康斯坦斯·哈门（Constance Hammen）1991年提出了压力产生假说（stress generation hypothesis）。根据该假说，容易抑郁的人在其信念、期望和个人特征的影响下，某些行为方式可能导致负面事件。也就是说，这些人不仅在面对生活压力源时容易遭受抑郁症的困扰，他们自己也很有可能就是压力源的制造者，从而增加自己罹患疾病的风险。

压力生活事件（stressful life events）分为两类：一是独立性压力生活事件，例如地震等自然灾害；二是依从性压力生活事件，其中有与人际关系相关的事件，例如家庭关系不和带来的压力，也有与人际关系无关的事件，例如因为没有好好复习，所以考试没通过。依从性压力生活事件中有很多就属于这种"自己制造的压力源"。在很多情况中，所谓的"制造压力源"也可能是因为容易患抑郁症的个体更可能选择进入压力更大的环境中，或别无选择，只能进入这种环境，从而增加了暴露在压力下的可能性。

在这次新型冠状病毒肺炎疫情中，真正的压力源应该是独立性压力生活事件——高感染性的新型冠状病毒。在病毒的威胁还没有完全消除时，我们更应该把注意力集中于病毒防治本身，而不是其他的依从性压力生活事件，例如对武汉人的不友好态度、对监管部

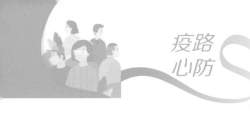
门的不信任，这些事件只会让我们感受到越来越多的不确定性，从而导致更强烈的压力感。事实上，当疫病来袭时，我们不应该自乱阵脚，让消极情绪左右生活，我们要面对的唯一的"敌人"只有病毒，应该上下齐心，消除病毒的威胁。至于其他的焦虑和顾虑，完全可以等这个最大的压力源消失以后再去面对，不需要同时面对太多的压力源。

将压力解读为挑战

压力研究中的一位重要人物，心理学家理查德·拉扎勒斯（Richard Lazarus）1966 年在《心理压力与应对过程》（*Psychological Stress and Coping Process*）一书中提出"认知评估"的概念。根据这一概念，压力是指对个体的要求与应对资源之间的不平衡。拉扎勒斯认为，压力的经历在个体之间具有很大不同，这取决于人们对事件的理解方式和思维方式，也就是对事件的认知评估（cognitive appraisals）。认知评估是指对压力事件的个人解释，这种解释最终会影响人们感受到的压力的强度。

根据压力应对的理论，压力产生的根源就是认知，即我们如何评估环境和自己。在苏珊·福克曼（Susan Folkman）和拉扎勒斯等人 1986 年的论文中，认知评估包括两个步骤，第一个步骤是初级评估（primary appraisal），主要评估环境需求。当环境需求被评估为充满压力时，第二个步骤次级评估（secondary appraisal）

就开始了。次级评估主要是对个人能力和资源的评估，有四种结果。以新型冠状病毒肺炎疫情为例：如果病毒得不到有效控制而扩散开，所有人都有可能被感染，这是有威胁的（threaten）；对于已经感染病毒的人和家庭，身体健康和生活规律都被破坏，这是有危害的（harm）；很多人不得不放弃计划了大半年的旅游，或是无法回家团圆，疫情也给很多人造成了不同程度的经济损失，这就是有损失的（loss）。有威胁的、有危害的、有损失的往往是我们面对压力时的第一反应，但其实我们还有第四种选择——既然疫情已经发生，既然压力已经产生，那么我们完全可以把它看作是有挑战的（challenge）：对个人来说，这是对我们个人卫生习惯的一种考验，它促使我们规律地生活，保持健康的生活习惯；对社会和国家来说，这是对卫生健康管理系统、风险预警和防治能力的考验，它能够暴露薄弱环节，促使机构和系统进行改进和完善。

有挑战的评估比前三种评估带来的压力要小得多，更有可能"化压力为动力"。不过，要想将压力解读为挑战，最好的方法是提高压力事件的可控程度和可预测程度，例如获得更多关于疾病的医学知识，形成科学和理性的疾病感知，严格按照医生的要求保护自己，如认真洗手，出门戴口罩，等等。

选择合理的压力应对方法

拉扎勒斯在 1991 年的论文中详细描述了人在压力下的情

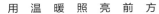

绪反应，并提出人们通过两种方式来应对压力：问题聚焦的应对（problem-focused coping），通常涉及有计划的行动，通过直接作用于环境或自身来改变人与环境的关系；情绪聚焦的应对（emotion-focused coping），通过部署注意力（attention deployment，例如逃避），或通过改变关系的意义（例如否认或疏远），从而使那些与伤害或威胁相关的、令人沮丧的情绪失去意义。

问题聚焦的应对：改变环境，改变自己

压力的产生是因为环境发生了改变，这就需要我们依靠自己的能力去应对。我们之所以感受到压力，就是因为环境改变的需求超过我们能够调动的应对资源。所以，解决问题的途径有两条：尝试改变环境；尝试改变自己。

尝试改变环境，最重要的一点就是首先找到问题出在哪儿。在这一步，我们往往需要收集信息，尽量多地了解环境中到底发生了什么样的变化。这一过程十分重要，因为收集信息能够让我们通过减少不确定性来增加控制感，增加情况的可预测性，并通过调整预期调节对结果的反应。

如果自己实在无法找到问题的答案，可以听听熟悉自己的亲朋好友的意见，或者咨询心理咨询师，这都是解决问题的好方法。

改变自己的方法也有很多，目的是提高自己的能力来适应环境的变化。我们可以通过学习新的技能来达到这个目的，也可以增加应对资源。在很多情况下，压力的发生是一个比较突然的过程，我们能够在较短时间内增加的应对资源通常是社会支持和生理、心理健康。社会支持指积极、健康的社交纽带，例如家人、朋友以及同事的关怀。提高生理和心理健康水平最有效的方法就是锻炼身体，它能够对抗慢性压力带来的身体损伤，也能够提高免疫力。

情绪聚焦的应对：远离情绪负担

在疫情威胁中，我们不是医生，直接参与到解决问题的过程中是不现实的，但压力一直存在，此时最好的应对策略就是情绪聚焦的应对，也就是以减轻情绪压力为主的应对方式。情绪聚焦的应对策略有两条途径：被动减轻情绪压力和主动减轻情绪压力。

被动减轻情绪压力的方法是我们最熟悉的方法。为什么压力一大，我们就忍不住想要刷微博、打游戏、刷朋友圈、看小说、上网购物、听歌？这样做除了能够让我们心情愉悦，还能转移我们的注意力，让我们暂时忘却压力。这就是逃避（avoidance）。对于让人心烦意乱的人际关系，我们可以选择与这段关系中的他人保持距离，"眼不见心不烦"。我们也经常使用祈愿式想法（wishful thinking），偶尔做做梦，想象自己突然中了百万大奖，让自己心情瞬间好起来。只要不混淆幻想和现实，这种方法也无可厚非。

主动减轻情绪压力的方法包括认知层面和行为层面。认知层面最主要的策略是情绪重评（emotional reappraisal），即通过积极的方式来解读情绪，以积极的情来代替消极的情绪。行为层面最好的办法就是适当地锻炼身体，这个过程同样能够释放情绪，缓和压力。不管是跑步、游泳、去健身房锻炼、团体练习还是瑜伽，

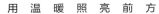
根据每个人的喜好，总有一种健身活动值得长期坚持。良好的身体状况和体态不仅能够为增加应对资源打下基础，在健身过程中，人的精神高度集中，不断挑战自我，也能使人身心愉悦。所以，无论是在问题聚焦还是在情绪聚焦的应对方法中，锻炼身体都是非常值得推荐的手段。如果你不喜欢过于消耗体力的运动，或许可以尝试定期、短时间的冥想（meditation）或正念（mindfulness）练习。

压力越大，关系越亲

在根据具体的压力情境采取问题聚焦和情绪聚焦的应对方式的同时，关系聚焦的应对（relationship-focused coping）能够帮助我们更好地适应环境。面临压力时保持重要社会关系的益处有三点：第一，提供解决问题的实质性帮助；第二，提供共情反应，例如来自家人或朋友的理解和富有同情心的回应；第三，如果问题就发生在社会关系中，关系聚焦的应对有助于解决争端。

对每个人来说，保持一段长期的社会关系十分重要，无论是友情、爱情，还是家庭关系，都能够让我们更加关注自身的健康，也更加关心他人，更加重视人与人之间的联系。因为人与人的思维、认知、情绪反应都不同，当我们有了在乎的他人，我们就会更加关注自己的情绪对他人的影响，或者反过来，关注他人的情绪对自己的影响。他人就像一面镜子，能够让人不断审视自己，不断调整自己，以免作出极端的行为或情绪反应。

积极的社会支持对以上三种应对方式都有促进作用。拥有稳固的社会关系，我们可以更好地表达自己的情绪，从而进行情绪聚焦的应对；能够更有效地收集重要信息，从而进行问题聚焦的应对；维持与他人之间良好的关系，从而进行关系聚焦的应对。归根结底，我们需要更好地生活在社会中，而不是与社会隔离。

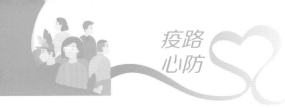

克服恐惧和焦虑的四条建议

佘　壮　席居哲

根据中国社会科学院最新的一份调查报告，面对新型冠状病毒肺炎疫情，不少人表现出担忧、恐惧、悲伤和愤怒等负面情绪；调查还显示，自疫情暴发以来，近90%的民众每天花至少1小时，通过各种渠道关注疫情发展。

根据临床经验，当个体持续讨论和关注负性事件，其情绪会被不愉快的事情感染，心情压抑；消极情绪慢慢积累到一定程度后，如果不主动调节，就会产生质变，如身体生病，或者出现不能自控的异常心理和行为。[①]

面对疫情，我们在做好身体方面防护的同时，该如何有效缓解和应对恐惧和焦虑情绪呢？

建议1：适度关注疫情

很多人每天会通过网络接触到大量有关疫情的信息，其中不

---

① 陆少明.（2011）.负性事件下消极情绪能量积聚的危害及对策.*中小学心理健康教育, 1*, 15–17.

少信息有夸大的可能，过多的接触会增加内心的焦虑和恐慌。一方面，关注疫情应以官方发布的信息为准；另一方面，对负面信息的关注应该适可而止，同时尝试做一些有意义的事情来转移注意力，如和家人聊天，找朋友倾诉，看看电视，读一本好书，等等，将更多的时间用于正常的生活和学习，尽量减少负面信息对情绪的侵扰。

建议 2：接纳消极情绪

尝试接纳内心的消极情绪。面对突如其来的疫情，人们普遍会出现惊恐、焦虑、悲伤等消极情绪。因此，你现在正经历的所有情绪都是正常的，这也是其他人正在经历的。实际上，这些负面情绪是人类生活乃至生存不可或缺的一部分。

例如，面对新型冠状病毒肺炎疫情，焦虑和恐惧情绪可以帮助我们及时发现和应对威胁，提高警惕，进而保护自己。所以，只要在可控范围内，我们应该用平常心看待自己的各种情绪变化，同时尝试接纳这些情绪的存在，不必完全排斥它们。

从正念的视角来看，通常，给我们的生活带来影响的不是事物本身，而是我们对待事物的态度。[①] 如果我们以开放、接纳的态度面对疫情引发的焦虑和恐惧情绪，不回避和摒弃这些情绪，而将其视为正在发生的情绪状态，相信它们会随着时间的流逝而消

① 汪芬，黄宇霞．（2011).正念的心理和脑机制．*心理科学进展, 19*（11），1635-1644.

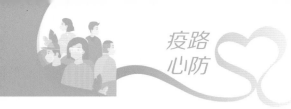
失。[1] 这时，我们便不再完全被焦虑或恐惧情绪控制，而是能够利用这些情绪信息，采用自我调节策略，促进身心健康。

建议 3：关注积极事件

我们可以适时培养积极情绪来对抗负性情绪。此次疫情暴发恰逢春节，延长的假期让我们获得了额外的休假时间，正好可以跟家人多团聚，在集体抗击疫情的同时，能够享受家庭团聚的欢愉时光。患难见真情，抗击疫情的动人故事让人深切感受到人间大爱，它鼓舞和激励着我们。这些都是发生在疫情防控期间的积极事件，也是值得我们珍存的宝贵回忆。

当我们开始关注快乐、满足等积极情绪时，我们便不再聚焦于消极情绪和经历；而培养这些积极情绪，可以与消极情绪产生抵消效应（undoing effect）[2]，这将有利于缓解内心的消极情绪。

建议 4：建立积极期待

疫情终会过去，正如 2003 年的非典型性肺炎疫情，当初来势

---

[1] Wood，A. M.，& Johnson，J.（2016）. *The Wiley handbook of positive clinical psychology*. Wiley Online Library.

[2] Fredrickson，B. L.，Mancuso，R. A.，Branigan，C.，& Tugade，M. M.（2000）. The Undoing Effect of Positive Emotions. *Motivation & Emotion*，24（4），237-258.

汹汹，数月后便被击败。如今暴发的新型冠状病毒肺炎，虽然其传染性高于非典型性肺炎，但毒性较低。官方报道显示，已有不少新型冠状病毒肺炎患者经治疗后安全出院。建立积极的期待将有助于我们克服当前的困难，获得内心的宁静和平和。我们有信心在党和国家的统一领导和部署下，齐心协力，众志成城，取得新型冠状病毒肺炎疫情防控战的胜利。

适度关注疫情，合理分配生活时间；接纳疫情带来的各种情绪，尝试关注生活中的积极事件；建立战胜疫情的积极期待，这些都是消除恐惧和焦虑的有效方法，也是享受春节欢愉时光的可行策略。我们坚信，阴霾是暂时的，美好生活终将回归。

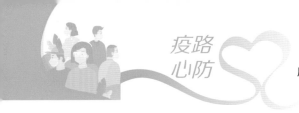
疫情带来的角色转换与应对

崔丽娟　周天爽

　　新型冠状病毒肺炎疫情下，宅在家里成为对自己和社会负责的方式。为了养家糊口，通勤在城市大街小巷的"社畜"，突然间过上了像猪一样的生活：想吃就吃，想睡就睡，不用工作，在家躺着就把钱赚了，还为国家作贡献。这不正是"工作狗"日思夜想的理想生活吗？爽！

　　可理想的生活没过几天，你可能就发现：自己可以像猪一样生活，却没有办法像猪一样快乐。"圈养"的生活很快给我们带来了无聊感、无意义感、不安全感、对未来的失控感等，甚至挑战了夫妻感情、家庭关系，最终过上了"猪狗不如"的生活。为什么会这样？

　　这是因为，从像狗一样的生活到像猪一样的生活，疫情带来的生活变化要求我们随之转换社会角色：从忙碌的职场人士转变成整日待在家中，没有非做不可的事情的闲人；从身负数职，兼有多个群体身份的群体中人，变成不能呼朋唤友、聚会与聊天的"圈养"人。

　　角色转换意味着人与环境之间关系的重建，往往会对个体的心理健康产生消极影响，如引发焦虑、抑郁和心理上的痛苦。[1]

　　无事可做，无人交往，让我们的生活清闲却茫然不知所措。如何应对这一问题呢？群体身份是减少焦虑与不确定感的一种主要方式。[2] 群体角色对我们的行为提出了期待，也提供了指导原则，让我们在茫然无措中重新找到自己可以做的事情。[3] 隔离病毒并不意味着隔离社交，一方面，网络作为信息传递的新媒介，为疫情中的人际沟通与交往提供了重要的渠道，通过网络，我们可以"找回"自己的群体角色；另一方面，隔离延长了我们的居家时间，而家庭同样是群体身份的重要来源，通过承担家庭角色，可以从家庭生活中获取力量。所以，疫情下暂时"圈养"的生活依然可以很精彩。

危机也是机会，可以提前演练未来角色的转换

　　随着网络技术的日趋成熟，在家办公、在家学习将日益成为生

---

[1] Patrick, M. E., Rhew, I. C., Duckworth, J. C., Lewis, M. A., Abdallah, D. A., & Lee, C. M. (2019). Patterns of young adult social roles transitions across 24 months and subsequent substance use and mental health. *Journal of Youth and Adolescence, 7*, 1–12.
Slotter, E. B., & Walsh, C. M. (2017). All role transitions are not experienced equally: Associations among self-change, emotional reactions, and self-concept clarity. *Self and Identity, 16*(5), 531–556.

[2] Hogg, M. A. (2007). Uncertainty-identity theory. *Advances in Experimental Social Psychology, 39*, 69–126.

[3] Reid, S. A., & Hogg, M. A. (2005). Uncertainty reduction, self-enhancement, and ingroup identification. *Personality and Social Psychology Bulletin, 31*, 804–817.

活的常态。不久的将来，我们也许将面临新的角色转换：从在单位工作的职场人转换成在家办公的职业人，从在校学习的学子转换成在家学习的学习者。身处这一时代变化的转折点，我们可以在宅家的日子里，演练一下远程办公和在线学习，增强自我管理与时间规划的能力，充分利用网络的庞大资源，在舒适的家庭环境中也能心无旁骛，保持良好的工作和学习节奏，以适应未来社会发展的新要求。

开始 DIY

想一想：有没有想做但一直没有时间做，或没有耐心做的事情？比如，自己做面包，烤饼干，包汤团……既然无法如常工作，就索性放下工作，承担和享受当下的新角色与生活，手机查找制作方法，洗手、和面，做起来！

享受家庭生活

一家人在一起做开心的事，既可以增进感情，又可以充实生活。既然在忙碌的生活中常抱怨没有时间陪伴家人，那么在空闲的时候就不要再想念工作了。"圈养"的生活中，家人可以一起设计娱乐活动，下载感兴趣的影视剧，一家人窝在沙发里，嗑着瓜子，刷着剧，交流彼此的看法，心会贴得更近。

亲情连线，共忆光阴的故事

抗击疫情的严峻形势让"常回家看看"变得不容易，父母、长辈可能在不同的地方应对隔离生活，那么不妨翻出旧时的照片，整理、翻拍，上传到家庭群、亲友群中，微信视频连线，一起回忆光阴的故事，不仅能够增强老年人的幸福感，还能填平心理上的代沟。[1] 亲情浓浓，生活更美好。

开始读书，"穿越"他人的生活

如果因为隔离在家而无聊，不妨通过阅读"穿越"他人的生活。网络文学网站上有很多脑洞大开的小说，平时没有时间看，现在有大把时间，可以自在、酣畅地读个痛快：盖世武功，惊为天人；圆满爱情，温暖人心……古今中外，现实与科幻，在无法外出的日子里，用读书过一把爱恨情仇的瘾，这日子一样美哉、妙哉！

生活总有可控和不可控的时候，人生总有可意料和不可意料的时候。白岩松说过："人生 5% 的过程是快乐，5% 是痛苦，90% 是平淡。痛苦的人善于把 90% 的平淡变成痛苦，快乐的人善于把

---

[1] Gaggioli, A., Morganti, L., Bonfiglio, S., Scaratti, C., Cipresso, P., Serino, S., & Riva, G. (2014). Intergenerational group reminiscence: A potentially effective intervention to enhance elderly psychosocial wellbeing and to improve children's perception of aging. *Educational Gerontology*, 40 (7), 486-498.

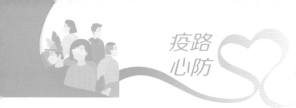

90%的平淡变成快乐。"虽然无法工作和自由外出的"圈养"生活很平淡、无聊，但以家庭为依靠，充实自己的生活，积极地应对角色变化，我们一样可以把这平淡的宅家生活变得快乐、生动。

愿疫情早日结束，愿我们的国家国泰民安！

手绘 3：心理学意义上的自我调节行为

　　新型冠状病毒肺炎疫情牵动人心，而居家隔离也会带来心理上的波动。这里介绍 9 种有助于身心健康的行为，人们可以通过这些行为进行自我调节。

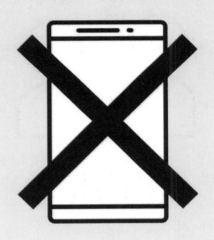

节制信息

节制信息

　　迅捷的信息传播让人们更快、更多地了解疫情发展，与此同时，过多的信息负载会使人感到焦虑、恐慌。节制信息可以避免我们过度陷入负面情绪。

防疫心理提示

　　如果觉察到自己无法负载更多信息，你就需要放下手机，主动隔绝疫情消息。如果无法放下手机，每天要尽量控制接收相关信息的时间，不要超过 1 小时。

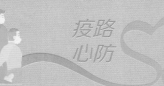

倾听焦虑

　　面对疫情，我们难免会产生焦虑、紧张、痛苦等情绪，学会倾听和表达自己的负面情绪，可以有效地减少情绪困扰。

防疫心理提示

　　当出现无法自我排解的负面情绪时，应及时向家人、朋友或心理医生求助，避免被情绪控制。同时，当他人向我们求助时，我们也要积极倾听他人的焦虑。

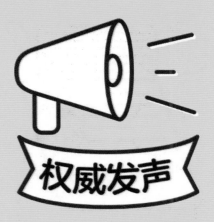

关注权威

　　谣言具有发生在危险或动荡时期、内容繁多、传播迅速、传递恐慌、有一定真实背景等特征，而谣言"半真半假"的特征正是恐慌心理的催化剂。关注权威信息，可以有效避免谣言对我们产生的负面影响。

防疫心理提示

　　学会信息管理，关注权威平台发布的信息；学会理性甄别信息，更不要随意传播无法确定真实性的信息。

写作舒压

写作舒压

　　心理学研究发现，当人们将一些模糊的不适说出来之后，就会带来清晰和轻松的感觉，减轻不适觉，同时有利于问题的解决。

防疫心理提示

　　可以尝试将面对疫情时产生的一些压力体验、生理和心理上的烦恼，用写日记、发微博等方式记录下来。

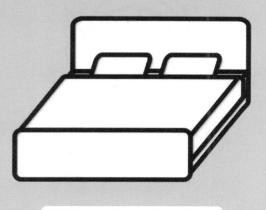

规律休息

规律休息

　　良好的休息能修复人体的生理机能，增强免疫力，缓解压力。

防疫心理提示

　　在疫情中，要保持正常生活规律，制定作息时间表，适当休息，充足睡眠，通过健康的生活方式保持和增强抵抗病毒的能力。

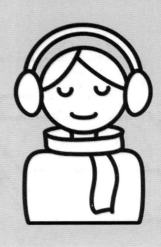

聆听音乐

聆听音乐

　　心理学研究表明，聆听音乐可以帮助人们宣泄、表达和平复情绪，放松心情，同时也可以给人带来力量感。

防疫心理提示

　　我们可以选择一些轻松、愉快的音乐，如古典音乐或轻音乐来放松身心。唱歌也是一个很好的自我调节方法。

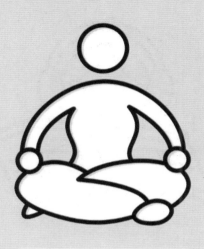

瑜伽冥想

瑜伽冥想

　　冥想是瑜伽中的一种技法，强调有目的、有意识地关注和觉察当下的一切，对当下的一切又不作任何判断、分析、反应，只是单纯地觉察它、注意它，对情绪问题有很好的疏导作用。

防疫心理提示

　　在家里进行一些简单的瑜伽冥想训练，可以减压和缓解负面情绪，同时提高大脑活力。

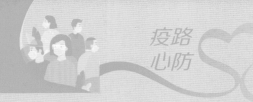

静心阅读

静心阅读

　　阅读是一种理解、领悟、吸收、鉴赏、评价和探究的思维过程。阅读通常能使人获得良好的体验。

防疫心理提示

　　选择感兴趣的书籍，静下心来阅读。阅读可以给人平静感，帮助转移注意力，缓解压力。阅读也使人获得增长知识的快乐。

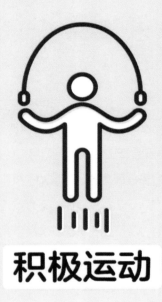

积极运动

积极运动

　　运动可以促进人体内的内啡肽分泌，从而缓解心理压力，让人感到欢愉和满足。同时，积极锻炼还可以增强自信，培养积极心态。

防疫心理提示

　　居家隔离期间，进行一些居家体育运动不仅可以提高身体免疫力，还可以促进心理健康。也可以和家人合作运动，增加家庭成员的互动。

策划：庄　瑜
文字：董　镕　李　婕
绘画：胡若昀

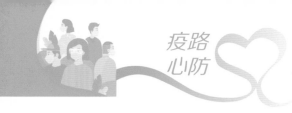
重启眼睛、嘴巴、耳朵和心灵

严文华

国家卫生健康委员会于 2020 年 1 月 26 日发布《新型冠状病毒感染的肺炎疫情紧急心理危机干预指导原则》，指导原则中提到"易感人群及大众"，其心态为：恐慌、不敢出门、盲目消毒、失望、恐惧、易怒、攻击行为，以及过于乐观、放弃等。本文针对他们提出建议。

任何与病毒的斗争，同时也是人类人性挣扎的历程。人性的复杂性、多变性和来自不同社会群体的动力，使战胜病毒的历程艰难而曲折。让人们心力交瘁的不仅仅是应对病毒本身，还包括在变化的情境下如何自处。有太多的信息通过不同的渠道传播，铺天盖地的信息传递着巨大的恐惧和不确定性：本来可能只有两三分的焦虑，会在浏览一张张图片后变成 10 分；本来可能只有一两分的死亡恐惧，会在和朋友聊天时一点点加深，最终上升到非常高的 10 分。本来你的生活很丰富，但逐渐就只盯着与病毒有关的信息，你的眼睛和耳朵增加了你的焦虑。如何放下自己的焦虑？在某种程度上，需要重启我们的眼睛、嘴巴、耳朵和内在心灵。

以下从心理咨询的角度，提出不建议您做的和您可以做的。

不建议您做的

眼睛：不建议长时间阅读大量不确定的信息

如果一个人长时间阅读大量不确定的信息，这个人很快会变得悲观、无助、恐惧和困惑，像被卷进了一个漩涡，无力挣脱，但又不知什么时候会被彻底淹没。有时大量相互矛盾的信息也会让人迷失，特别是一些自媒体，表面看上去是在传播客观的信息，实际上是在传播负面情绪和非常主观的观点，更何况有些信息根本不是客观的数据，只是一些断章取义的观点、道听途说的小道消息、不知出处的图片等。遇到不同的说法，人需要花时间、花精力去辨别，去判断，这些都会增加人的认知负担和不确定感。微信群里的信息也非常杂乱，可能有人刚发布一条信息，马上就有人出来辟谣，说不是真的，群里就会众说纷纭，试图确定该相信谁。这些都会给人们带来混乱感。

在抗击新型冠状病毒肺炎疫情这样重大的事件面前，人们需要了解信息，但了解这些信息是为了与这个世界有联系，有清明感，有全局感，有知情权，了解在疫情面前如何自处，而不是为了让人们更加混乱、困惑和无助。有四个简单的做法可以让你拥有批判性。

第一，看到新闻信息时使用五大基本要素来判断真伪：时间、地点、事件、人物、前因后果。看一看这五要素是否明确，如果没有满足这些基本要素，就不用采信其内容了。

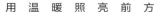
第二，信息来源。很多人会忽略信息是谁写的，通过什么渠道发布的，是什么时间发布的这些基本信息。而了解这些是非常重要的。有些假新闻是拿数年前的图片或信息冒充当下的事件；有些文章用非常权威的官方口吻讲述事件，但其实只是代表个人观点的自媒体发布的。包括有很多指导人们进行心理建设的文章，也需要看来源和出处，看作者的专业背景。不要盲目地相信不明来源信息中的内容，更不要盲目地传播。有些人在转发信息后发现自己转发的消息是假的、不实的，如果传播前能多看一眼消息来源，就有可能减少这样的不当传播。

第三，主动确定想要浏览的信息来源，而不是一味被动地被推送信息，被朋友圈决定你看什么。权威的官方媒体都有自己的公众号，不妨选择至少一个你喜欢或信任的官方媒体，有关国家或政府的公告，第一时间直接去看这些媒体发布的信息，而不是被一些扭曲的、片面化的信息误导。

第四，区分事实性信息和观点性信息。有一些自媒体作者热衷于发文章，因为他／她的内在已经盛放不下自己巨大的恐惧和慌乱，需要用文字来表达，而这些文字有可能袭击到你，和你内在的恐惧、慌乱形成共振。读这样的文章对你没有任何帮助，反而会加深你的恐慌。如果有文章通篇是在讲观点，那你就需要了解：这些并不是事实性信息，而是观点性信息。如果你更想拥有自己的观点，那就去找事实性信息，而不是把这些观点性信息当作事实来接受。有时候，人们面对同样的事实性信息，可能会得出截然不同的结论，而你也可以有自己的判断。有些作者在传播信息时隐含着一个观点："这篇文章的观点是绝对正确的。"请对这样的信息保持警惕。

此外，你还需要留意自己每天阅读、接触这些信息的时间，不要花太多的时间接触这些信息。对有的人来说，合适的时间可能是半个小时；对有的人来说，可能是一个小时或两个小时。如果你在浏览这些信息时内心升起无助感、恐慌感，就请你停止阅读，把视线转移到其他事情上。

嘴巴和耳朵：不建议一味交流悲观的、不确定的信息

无论是在现实中还是在网络上，总有一些人津津乐道于传播或散布耸人听闻的信息，以此引起人们的关注。而耸人听闻的信息往往以夸大、片面化、极端化的方式来达到效果，它激起的是人们的恐惧感和悲观感，这类信息往往是以吞噬和吞食人的信心为基础来传播的。

如果你和别人的交流让你的内心越来越恐惧、悲观和无助，那么请对这种感觉保持觉知和警惕。如果是微信群里的聊天，可以关闭该群的页面；如果这个群一直处于这种氛围，可以考虑退出这个群。如果是个别交流，可以停止与对方继续交流这方面的话题，可以结束谈话。如果是面对面和他人谈话，可以试着转换话题。如果对方继续谈论这样的话题，转换话题不成功，则可以结束谈话，这样能减少你曝光在害怕和悲观情绪中的时间和程度。

负面情绪是有传递链条的，你没有任何义务成为别人负面情绪的接收者，更没有义务成为负面情绪的增强器和放大器。但很多人

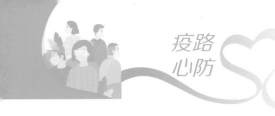

在不知不觉中会成为链条中的一环，不自觉地成为负面情绪的中转站。当你的耳朵拒绝听这些信息或关闭这些信息进入的通道，当你的嘴巴不重复、不谈论一些似是而非的信息时，你就有机会斩断通过你传播负面情绪的链条。

内在心灵：不急于寻找替罪羊

当人们被恐惧、愤怒和无助驱使时，本能地会想把这些情绪投向外在的客体，而不是接纳它们。最先也最容易被标定的一点是："谁是罪魁祸首？"它可能指向一个具体的人、一个群体、一个机构、一个城市或地域等。不管被认定的这个客体客观上需要承担多大责任，当它被人们标定后，都会被认定为施害者、加害者、承担责任者，所有的矛头都会指向它。在迄今为止的过程中，这个被标定的群体在不断变化：开始只是感染了新型冠状病毒的人；后来是武汉人；再后来是所有在武汉生活过、停留过的人。我完全赞同政府采取的各项疫情防控措施，但同时我也看到"武汉""武汉人"被妖魔化和污名化，疫区人被标签化，被另眼相待。现在还不是追究责任、讨论功过的时候，我们的主要注意力仍然在战胜新型冠状病毒这件事情上，而不是口诛笔伐肇事者，更何况，发生疫情的原因要从整体文化的、生态的、社会的角度来理解，最终是整体系统出了问题，而不应只归咎于个别人。未来我们会有梳理整个事件经过、评议功过的时候，但现在不是聚焦在寻找一个替罪羊并大加鞭挞甚至谩骂的时候。当下需要做的是，发现问题和解决问题。

内在心灵：不把愤怒指向不该指向的人或机构

在大的灾难面前，个人常体会到无助感和失控感。很多人会觉得，这是一种很不舒服的感觉。为了削弱或摆脱这种感觉，人们常会用愤怒与之抗衡。愤怒的情绪会让人们有力量感，至少可以暂时摆脱无力、麻木的状态。但群体的愤怒一旦失控，盲目地指向不恰当的对象，其破坏力是非常可怕的。古斯塔夫·勒庞（Gustave Le Bon）曾在《乌合之众》（*The Crowd: A Study of the Popular Mind*）一书里描述了这种群体盲目愤怒而失控的可怕性。矛头最容易指向以下机构、个人或群体：政府、医护人员、执行政策的人，甚至偶遇的人。政府不作为，响应不及时，决策不恰当，等等，最容易被诟病；医护人员则因直接面对病患或疑似病患而成为被愤怒直接攻击的对象；执行政策的人很容易成为被迁怒的对象；路人也有可能被愤怒的无名火殃及。

在大的灾难面前，人们总是生出一些理想化观点或幻想：如果当时早一点作出决策，如果当时当机立断上报，如果在还没有扩散之前就控制……。这些想法是美好的，但历史从来不是先知引导出来的；如果有提前的防范和每一步踩在节奏上的精准决策，那当然是更好的，但我们没有办法苛求完美。当我们心生愤怒，不妨看一下，这种愤怒是否由自己的恐惧转化而来？这种愤怒情绪是有利于解决问题还是无助于解决问题？看清这些之后，需要作出决定：是选择把愤怒指向外在或他人，从而不去面对自己的脆弱和焦虑，还是选择面对自己的真实情绪？

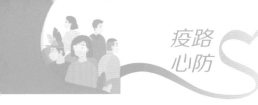

您可以这样做

拥有确定感、信任感和安定感

我们要有基本的确定感。不论面对多么危言耸听的传言，都相信一个基本点：人类终将战胜病毒。远如人类漫长的发展史，近如 2003 年面对 SARS 的战斗，都说明了这一点。在这个基础上再来看所有的信息，就会有基本的方向。尽管战胜病毒的历程还不是非常明确，付出的代价也不明确，但大的方向是明确的——人类生命的力量是强大的。

我们要有基本的信任感。要相信党，相信政府，相信科学的力量；再大的困难，都会被解决。我们的党如中流砥柱，在任何风浪面前都具有坚定性和稳定性。我们的政府是高效的，一旦启动应急机制，就会全面展开工作。我们的人民是世界上最伟大的人民，动员之后就能涌出巨大的能量。而医学的发展、科学的进步，会为治愈疾病和科学防控提供坚实的基础。

我们要有内在的安定感。每个人内在都有自我保护机制，大的灾难可能唤醒我们内在的恐惧感、无助感，但它同时也会唤醒我们对生命的珍惜和渴望，唤醒我们内在的安定感，让我们在风浪面前拥有大山一样的稳定感和踏实感。

面对和接受负面情绪

在需要调用整个人类资源去战胜的病毒面前，任何个人都是渺小的。除了焦虑、恐惧和不确定感之外，人们还常有无助感、失控感、愤怒感。特别是本来就长期陷入负面情绪或有自动负性思维的人，在汹涌澎湃的社会舆论面前，情绪会更易激惹。

面对所有这些情绪，不回避，不夸大，意识到自己是焦虑的、恐惧的、愤怒的、受挫的，并且试图理解背后的原因——是自己之前不良情绪的叠加，还是对疫情的反应？不盲目地把所有负面情绪投射到外在的人或事物上，比如指责武汉人，指责政府。有时，通过向外的投射和指责，人们就不用看自己的脆弱和无助了；看向内部，反而需要更大的勇气。

调整计划，接受变化

病毒的传播是一种突如其来的变化，不仅仅是个人，整个世界的秩序、节奏都受到影响。这种变化具体到每个人会非常不同。对有些人来说，一下子被推到一线，需要加班加点地工作；而对大多数人来说，生活节奏可能一下子变缓。对有些人来说，是被暂时困在了出差、旅游的地方，甚至包括路过的地方，不能出也不能进；对有些人来说，是和家人团聚在一起，难得地不用天天去上班。

不论哪一种情况，都可能打乱人们本来的安排。任何被打乱的安排都会让人产生不适感，尤其对一些计划性和时间紧迫感非常强的人。计划一旦被打乱，就意味着整个节奏的混乱，似乎整列火车都不在轨道上了，所有的事情都需要重新调整和安排。尽管这不是人们所愿，但迅速调整自己的计划，接受出现的变化，是非常重要的。抱怨并不能解决问题。还要做好思想准备：变化有可能多次出现，而且会持续一段时间。受到影响的可能不只是一件事情，而是

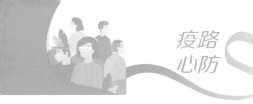

一系列事情。

向内部寻求资源

很多人已习惯自己的生活与外在世界有密切的联系：早晨醒来，睁开眼睛要看微信；白天上班要去单位，要和同事、客户等打交道；下班则有应酬，有呼朋唤友的聚会。而现在许多人不得不待在家里，不是靠外在，而是依靠自己来安排生活。生活不一定像之前那样刺激或充满感官享受，这对有些人来说是难以接受的，因为这个世界突然变得安静了，变得没有那么多外在的诱惑了，变得无聊了。但同时，这样的生活打开了另外一种可能性：可以拥有自己的时间和空间，可以做自己想做但一直没有时间做的事情。过去的生活或工作是被裹挟着一路狂奔，现在则可以安心地放缓节奏。眼睛、嘴巴、耳朵和心灵，可以有新的关注内容和方向。

人们可以把向外的目光转向内部，重新安排自己的生活，让生活有内容，有意义感，特别是可以做一些整理、清理的活动，通过有形的活动增强内在的秩序感和掌控感；既让自己有放松的时间，又有适度的运动，包括简单的体力劳动。我们可以通过健康的生活习惯来保持和增强自己的抵抗能力；在能够帮助他人时，尽可能施以援手。你拥有有限的自由，来做任何你愿意做的事情。

结语

我们曾经有属于自己的耳朵、眼睛、嘴巴和内在心灵，但当我们成为忙碌的现代人之后，我们把这些感官的使用权让渡给了外物，比如手机、工作和生活。新型冠状病毒的到来给了我们重新决定如何使用这些感官的机会。你想看到怎样的信息和画面？你想说沮丧、无助的话还是充满力量的话？你想听到怎样的声音？你一味向外投射自己的恐惧和焦虑还是向内看向自己的心灵？

　　决定权在你自己手上。

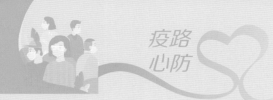
手绘 4: 博物馆疗愈

2020 年国际博物馆日的主题是"致力于平等的博物馆: 多样性与包容性"。博物馆以多元的角色参与到现代社会的政治、文化、经济中, 主题类博物馆的建立是博物馆多样性、包容性的体现。

这里介绍四家主题类博物馆 (展览), 博物馆的建立初衷和展品能给防疫工作以启示。

幸福博物馆

安 东 尼·布 朗 (Anthony Browne) 的幸福博物馆是一场个人作品展, 他致力于在作品中呈现以儿童视角看待世界的方式, 呼唤更多成年人在面对未知世界时能保持一颗童心, 回归到孩童时代充满想象的世界。

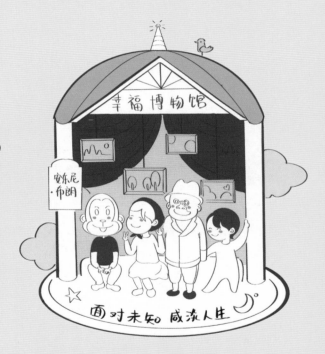

防疫心理提示

面对新型冠状病毒肺炎, 我们有太多未知, 这种未知和不确定性会带来情绪上的不安与焦虑。面对未知, 不妨如童年时的我们那样, 充满好奇地去探索, 也许会有不一样的收获。

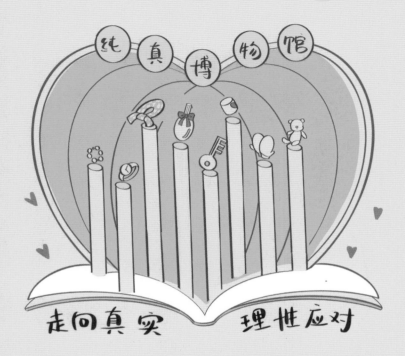

纯真博物馆

　　诺贝尔文学奖获得者费利特·奥尔罕·帕慕克（Ferit Orhan Pamuk）完成了酝酿十年之久的作品《纯真博物馆》。依据小说内容，他在土耳其的伊斯坦布尔建立了一座真实的博物馆，博物馆被分为 83 个展区，对应了小说中的 83 个章节。博物馆还原小说的初衷是期望唤起读者在阅读小说时的情感；同时，展品记录着普通人的日常生活，引导人们走向真实。

防疫心理提示

　　当我们面对巨大的危机事件时，往往会因为无所适从而采取一定的应激措施，启动更原始的防御机制，从而对危机产生不正确的认知。尝试让自己冷静下来，接受并正视现实，逐渐理性化，才能克服恐慌情绪。

用 温 暖 照 亮 前 方

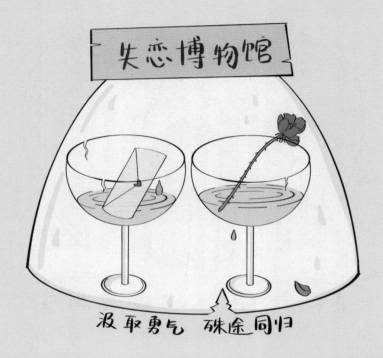

汲取勇气 殊途同归

失恋博物馆

位于克罗地亚的失恋博物馆，展品来自失恋者们提供的具有纪念意义的物品及其背后的故事。博物馆创始人希望用这种方式帮助失恋者释怀：同是天涯沦落人，相比之下，也许自己的失恋没那么沉重。借此让更多失恋者汲取勇气，把过往留在博物馆里，尽早开始新的生活。

防疫心理提示

在共同面对困难时，我们需要团结身边一切可以团结的力量，与他人结盟要比单打独斗更能战胜困难。面对来势汹汹的疫情，我们不妨向同学、朋友、老师、家人倾诉，汲取更多的力量。

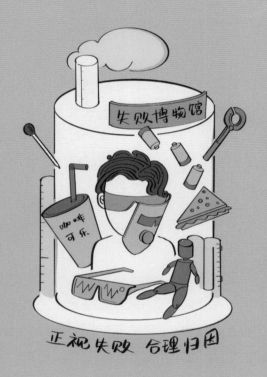

失败博物馆

　　心理学家萨缪尔·韦斯特（Samuel West）在瑞典建立了一座"失败博物馆"，藏品来自全世界各地创新失败的"鸡肋"产品，比如鬷甜的咖啡味可乐，长相狰狞的面膜，牙膏口味的千层面……许多企业都拒绝给创办人提供失败产品的资料，而韦斯特坚持认为，展出"失败"是为了让更多人吸取教训，少走弯路。

防疫心理提示

　　突如其来的疫情打乱了很多人的计划：婚期推迟，旅行取消，收入降低，等等。人们往往将成败归于能力、努力、任务等元素。面对失败，我们可以根据实际情况，找一找某些不稳定的、偶然的外因，不要一味自责。

策划：庄　瑜
文字：庄　瑜　李　婕
手绘：施雅文

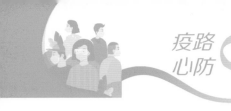
心情愉悦是抵抗感染的天然"疫苗"

严　超　张红冉　肖雯蕙

庚子鼠年，一场突如其来的新型冠状病毒肺炎疫情给中华大地带来深深阴霾，它不仅给我们的健康带来巨大的挑战，而且给我们的精神带来沉重的负担。

城市公共交通部分限时运行，大型文化场所及餐饮娱乐场所部分关闭，绝大多数民众只能待在家中。缺乏稳定的社交，没有充足的阳光，缺少必要的活动，越来越多的人开始感到心情烦躁、焦虑、忐忑不安，甚至开始抑郁。随着时间的推移，这样的感受会越来越难以忍受。

在科学界，已有大量的研究证明，社会关系的隔离[①]、太阳光照

---

① Hawkley, L. C., & Capitanio, J. P.（2015）. Perceived social isolation, evolutionary fitness and health outcomes: A lifespan approach. *Philosophical Transactions of the Royal Society B: Biological Sciences*, *370*（1669）, 20140114.

的缺乏 ① 以及躯体运动的减少 ②，都与人类孤独感、焦虑、抑郁情绪的增加有关。

不管我们有没有意识到，除了疫情本身，一个隐形的问题正悄然走近——恐慌、焦虑和抑郁情绪会影响人的免疫系统，进一步增加我们感染的可能性。反之，当一个人心情愉悦、轻松，免疫系统的效能可以发挥得更好（即抵抗力更高），被病毒感染的可能性就会降低。在这里，我们想分享的关键词是"轻松、愉悦的情绪状态"，它可能是我们抵抗这次疫情的另一个重要的天然"疫苗"。

在这个特殊时期，在有限的空间内，我们该如何做才能尽可能增加轻松、愉悦的情绪，少一些焦虑、抑郁呢？这里列出三个建议。

运动

利用有限的空间和可获得的资源进行身体锻炼。当人开始运动

---

① Spedding, S. (2014). Vitamin D and depression: A systematic review and meta-analysis comparing studies with and without biological flaws. *Nutrients, 6* (4), 1501–1518.
Milaneschi, Y., Hoogendijk, W., Lips, P., Heijboer, A. C., Schoevers, R., van Hemert, A. M., ... Penninx, B. W. J. H. (2014). The association between low vitamin D and depressive disorders. *Molecular Psychiatry, 19* (4), 444–451.

② McDowell, C. P., Dishman, R. K., Gordon, B. R., & Herring, M. P. (2019). Physical activity and anxiety: A systematic review and meta-analysis of prospective cohort studies. *American Journal of Preventive Medicine, 57*(4), 545–556.
Sutherland, M. E. (2019). Physical activity and depression. *Nature Human Behaviour, 3* (4), 320–320.

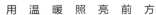

时，大脑中一个特殊的地方（中脑边缘系统）就会开始释放一种特别的物质——多巴胺。巧的是，当人感觉轻松、愉悦时，在相同的位置也会分泌大量的多巴胺。有研究证据表明，有运动习惯的人通常要比没有运动习惯的人幸福感更高。[1] 在临床上，越来越多的临床心理学家和精神科医生一致认为，运动训练可能是除药物外的一种非常有效的干预手段。[2]

从现在开始，停止你的"葛优瘫"，让我们站起来，让身体活动起来。平板支撑、仰卧起坐、俯卧撑、有氧操、瑜伽等，任何可以进行的有氧或无氧运动都可行。

晒太阳

尽可能地沐浴阳光。当阳光照射到人体时，可以自动生成90%以上人体所需的维生素D，而体内适量的维生素D能保障人类情绪健康。相反，当人体照射不到充足的阳光，体内的维生素D

[1] Hassmén, P., Koivula, N., & Uutela, A.（2000）. Physical exercise and psychological well-being: A population study in finland. *Preventive Medicine, 30*（1）, 17–25.

[2] Schuch, F. B., Vancampfort, D., Richards, J., Rosenbaum, S., Ward, P. B., & Stubbs, B.（2016）. Exercise as a treatment for depression: A meta-analysis adjusting for publication bias. *Journal of Psychiatric Research, 77*, 42–51.

含量较低时，就容易感受到抑郁情绪。[1] 这也是为什么在光照时间较少的北欧国家，抑郁症的发生率会比其他地区高。

在临床上，服用维生素 D 以及光照治疗被用来辅助治疗抑郁症患者，取得了不错的治疗效果。[2] 因此，在运动之余，不妨多沐浴阳光。如果天气晴朗，我们可以利用阳台、飘窗或天台，每天至少晒20—30 分钟太阳。如果连续阴天，没有阳光，也可以试试家用取暖器，利用热光源模拟太阳自然光照，只是时间不宜过长。

帮助他人

在保证自身安全的前提下，请多一点利他、助人的行为。曾看到一个视频，一位老大爷带着孙子，走过好几条街，免费向行人派发了 400 多个口罩。行人问他为什么不卖了口罩换钱，老大爷说："我们不挣那个钱，就是在这个特殊的时期，尽一点自己的微薄之力。"

助人和利他可以给人带来愉悦和幸福，这已经得到大量科学研究的证实。曾有学者整理了 24 项相关的研究，并通过元分析（一

---

[1] Milaneschi, Y., Hoogendijk, W., Lips, P., Heijboer, A. C., Schoevers, R., van Hemert, A. M., ... Penninx, B. W. J. H. (2014). The association between low vitamin D and depressive disorders. *Molecular Psychiatry, 19*(4), 444-451.

[2] Spedding, S. (2014). Vitamin D and depression: A systematic review and meta-analysis comparing studies with and without biological flaws. *Nutrients, 6*(4), 1501-1518.

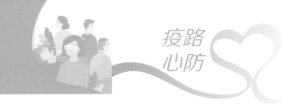
种汇总分析的统计手段）得出结论，当人们帮助他人的时候，无论是通过经济上的支持还是精神上的宽慰，都会在一定程度上给助人者带来愉悦和幸福的感受。[①]

　　研究者利用先进的功能性核磁共振技术对利他行为的大脑机制进行探索，他们也发现，利他行为（比如捐赠金钱）会让人脑中负责奖赏的神经环路（中脑腹侧被盖区）开始活动，而这个地方与给人带来满足感的食物所引起的大脑神经活动恰好吻合。[②] 所以，如有可能，可以在他人需要的时候提供一些帮助。当你的防护用品、食物、水或者其他资源有富余的时候，请去帮助那些急需的人吧！

　　虽然困难重重，但人心绝不能垮。在这个特殊的时期，我们站在一起，尽量保持轻松、愉悦的情绪状态，利用天然"疫苗"，定可以战胜这次疫情！

① Curry, O. S., Rowland, L. A., Van Lissa, C. J., Zlotowitz, S., McAlaney, J., & Whitehouse, H. (2018). Happy to help? A systematic review and meta-analysis of the effects of performing acts of kindness on the well-being of the actor. *Journal of Experimental Social Psychology, 76*, 320-329.

② Moll, J., Krueger, F., Zahn, R., Pardini, M., de Oliveira-Souza, R., & Grafman, J. (2006). Human fronto-mesolimbic networks guide decisions about charitable donation. *Proceedings of the National Academy of Sciences, 103*(42), 15623-15628.

手绘 5：音乐疗愈

音乐是全世界共通的语言，是发自人类灵魂的声音，是人们用于触摸世界和他人的媒介。音乐具有强大的力量，对人的身心健康具有重要作用。

这里提供音乐疗愈心灵的建议。

音乐可以提升希望感

希望感是一种对未来美好状态或事物的描绘，是相信目标能够达成的信念，可以为我们提供源源不断的力量。面对疫情，必胜的希望感能带给我们更大的力量。音乐作为一种兼具审美性与娱乐性的艺术形式，既让人乐于接受，又可以唤醒对美的体验，激发人们内心深处积极的生命力量，从而提升希望感。

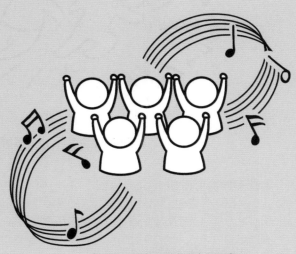

音乐可以提升希望感

防疫心理提示

疫情发生后，很多人都觉得生活一片灰暗，看不到战胜疫情、重获幸福的希望。音乐工作者创作了优秀的作品来抚慰心灵，我们可以多聆听类似的歌曲，从音乐中重获信心和力量。

音乐推荐

群星《相信爱》，林俊杰 / 韩红《飞云之下》，鞠红川《大船》。

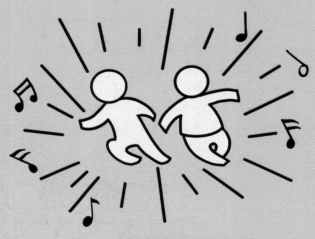

音乐有益身心健康

音乐有益身心健康

　　大量研究表明，音乐可以引起人的各种生理反应，如降低血压，减缓呼吸和心跳速度，降低血液中去甲肾上腺素和肾上腺素的含量，等等，进而可以减少紧张和焦虑感，促进身心的全面放松，有益身体健康。如果选择随着音乐跳舞，还可以锻炼身体。

防疫心理提示

　　疫情当前，很多人都在家中久坐，身体机能因此下降。不妨在听一些快节奏的音乐（如《野狼 disco》）时，从椅子上站起来，按自己的想法打打节拍或随意扭动，活动四肢。

音乐推荐

　　新裤子的《生活因你而火热》，《疯狂动物城》的主题曲《Try Everything》，王菲的《闷》。

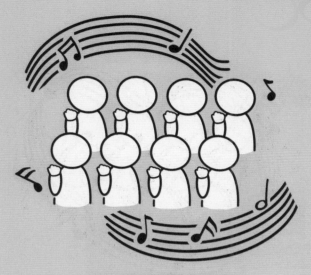

音乐提供社会支持

音乐提供社会支持

　　近日，歌手林俊杰与孙燕姿合作演唱《Stay With You》，歌词令人动容："最冷的天也会离去 / I'll stay with you / 等待着日出……"这首歌成为人们对疫情前线工作者的关切与敬意的情感载体，为在疫情前线战斗的工作者以及普通大众提供了强烈的情感支持，使他们感受到与社会的连接。作为情感的供应者，音乐在社会中扮演着重要角色，因为它提供了一种表达想法或情感的媒介。音乐反映出特定文化中的价值与行为，这也有助于促进社会的凝聚力。

防疫心理提示

　　将音乐文化作为互动基础，建立"弱社交关系"网，产生更广泛的人际关系。通过基于音乐的互动社交，人们能够获得身份认同感与归属感，获得情感能量的补偿。面对疫情，社交活动大幅减少，在线上进行"音乐社交"不失为一种安全、温暖且有利于心理健康的社交方式。

音乐推荐

　　林俊杰和孙燕姿的《Stay With You》，周深的《避难所》，苏芮的《奉献》。

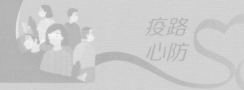

用 温 暖 照 亮 前 方

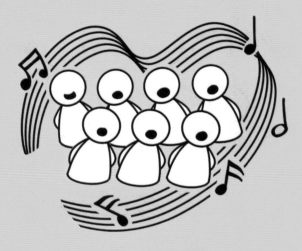

音乐可以舒缓情绪

音乐可以舒缓情绪

音乐与情感表达有密切的联系，被称为"情感的语言"。疫情面前，人们难免产生消极情绪，而音乐可以有效地帮助人们舒缓情绪。一方面，音乐可以帮助宣泄情绪，如果我们选择与自己当前情绪状态一致的音乐，我们会产生强烈的共鸣，从而宣泄负面情绪；另一方面，音乐也可以帮助促进积极情绪，让我们更加乐观。

防疫心理提示

疫情防控期间的各种负面信息让我们感到无助、难过。我们又只能宅在家里，百无聊赖，更让消极情绪无法排解。这个时候，不妨选择听音乐或唱歌，来帮助我们有效地调节情绪。

策划：董 镕

文字：王云汐 徐乐譞 韩宇环

绘画：施雅文

守望相助，为何对人对己都很重要？

孔祥静　杨　莹

　　一批批医护人员奔赴武汉抗击疫情，留学生在海外筹购口罩，驰援武汉，农民工一次捐赠 1.5 万只口罩，互联网上我们时刻关心疫情进展，转发辟谣信息……越来越多的人加入到抗疫队伍中。对抗新型冠状病毒肺炎，需要我们守望相助，万众一心。

　　助人，为何对他人、自己和社会都很重要？

助人，收获快乐

　　春节本是阖家团聚之时，各地医护人员却主动请缨前往抗击疫情的最前线，他们是抗疫战中的"最美逆行者"。数千名建筑工人争分夺秒建造火神山医院、雷神山医院，与时间和病毒赛跑。研究指出，在灾害事件发生时，人们会实施更多的利他、助人等亲社会行为（prosocial behavior）。[1] 采访中，"最美逆行者"表示："虽然

---

[1] Li，Y.，Li，H.，Decety，J.，& Lee，K.（2013）. Experiencing a natural disaster alters children's altruistic giving. *Psychological Science, 24*（9），1686–1695.

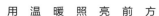

知道前线的压力和危险，但我更在乎疫情重灾区人民的安危。""这是一项艰巨的任务，也是一项光荣的任务。"亲社会行为使助人者感知到自己对他人的影响，从而体验到生命意义感。[1] 亲社会行为还能提升助人者的幸福感和心理健康水平，改善焦虑、抑郁等消极情绪，降低患病风险。[2] 研究还发现，亲社会行为和幸福感之间存在循环促进关系，即做好事使人快乐，这样的愉快体验又会促使人持续助人。[3] 心系疫区的广大同胞虽无法在前线贡献力量，但可以从自身做起，积极投入到疫情抗争中：戴口罩，勤洗手；取消聚会和不必要的外出，照顾好家人；不信谣，不传谣，转发健康和科学的防疫信息……

受助，传递善意

获得切实的医疗和生活物资援助后，受助者在心理上的感恩成为传递善意的催化剂。新闻报道中，治愈出院的患者无不感激医护人员的悉心照料，许多武汉市民感谢社会各界的关心与捐助。研究

---

[1] Steger, M. F., Kashdan, T. B., Sullivan, B. A., & Lorentz, D. (2008). Understanding the search for meaning in life: Personality, cognitive style, and the dynamic between seeking and experiencing meaning. *Journal of Personality, 76*（2）, 199-228.

[2] Post, S. G. (2005). Altruism, happiness, and health: It's good to be good. *International Journal of Behavioral Medicine, 12*（2）, 66-77.

[3] Aknin, L. B., Dunn, E. W., & Norton, M. I. (2012). Happiness runs in a circular motion: Evidence for a positive feedback loop between prosocial spending and happiness. *Journal of Happiness Studies, 13*（2）, 347-355.

发现，感恩情绪不仅会促使受助者回报帮助自己的人，还会促进受助者朝向其他人的亲社会行为。[1] 感恩，促成了"人人为我，我为人人"的善意传递。此外，受助者对助人者的感恩表达还能强化助人者的亲社会行为。哪怕只是一句简单的"谢谢"，也能让助人者体验到温暖、价值感和效能感。"承蒙不弃，感谢工作人员，我体会到了家的温暖。我们也一定配合政策规定，足不出户"，漂泊在外，暂时无法回家的湖北人住进了爱心安置酒店，生活物资得到了保障，他们给酒店送上的感谢信温暖了工作人员的心。

"旁观"，鼓舞人心

当看到身患渐冻症还依然奋战在前线的医院院长，当看到一个个不留姓名的人为医护人员送上物资，许多人都流下感动和敬佩的眼泪。受到助人者的鼓舞，许多旁观者成为亲社会行为的实施者，也积极地为疫情中需要帮助的人伸出援手，捐款捐物。研究发现，人们往往会对具有善良、坚持、公正等道德品质的榜样人物产生钦佩感，这种钦佩感是一种温暖的、欣赏的和鼓舞人的积极情绪。[2] 旁观他人善行产生的钦佩感能够促进个体见贤思齐，向榜样学习，传

---

[1] Bartlett, M.Y., & DeSteno, D.（2006）.Gratitude and prosocial behavior: Helping when it costs you. *Psychological Science, 17*（4）, 319-325.

[2] 陈世民，吴宝沛，方杰，孙配贞，高良，熊红星，郑雪.（2011）.钦佩感：一种见贤思齐的积极情绪. *心理科学进展，19*（11）, 1667-1674.

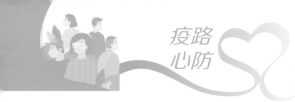

递利他、分享、安慰等亲社会行为。[1] 我们从互联网和媒体上看到一幕幕感人瞬间，此时，我们可以把自己从疫情的旁观者转变为抗疫的参与者，向一线工作者学习，行动起来，从身边事做起，尽自己所能帮助他人。

在这场仍在持续的抗疫战中，我们每个人都是亲社会行为发生与传递过程的重要一环。助人者在善行中体验到的快乐可以转化为继续奋斗的源泉；受助者真诚的感恩可以转化为善行持续发生的动力；"旁观者"虽然不能到前线支援，也可以通过捐款捐物、传播真实信息等方式，加入到亲社会行为实施者的队伍当中。

---

① Schnall, S., Roper, J., & Fessler, D.M.（2010）.Elevation leads to altruistic behavior. *Psychological Science, 21*（3）, 315-320.

危机中的守望相助

李世佳

2020 年的春节前后，不断有来自祖国各地的医护工作者主动请缨，奔赴抗击疫情的最前线——武汉，他们成为"最美逆行者"，投身到抗击这场危机的战斗中。

在武汉，为了守护白衣天使，有几千位私家车车主组建车队，接送医护人员上下班；在微信和支付宝平台，由官方筹集的慈善募捐项目也已经全部完成，还有更多人积极想办法为疫情重灾区筹集物资，全力支援。

"岁寒知松柏，患难见真情。"越是在面对压力的时候，越是能够看到人性中的温暖和光明。为什么越是面临压力和危机，我们越能够紧密团结在一起？

压力下的"照料和结盟"

新型冠状病毒肺炎疫情突然恶化，各种不确定性带来的恐慌让所有人都陷入不同程度的压力中。压力（stress），在生物学、心理学和医学的研究中常常用"应激"这个更加专业的术语来指

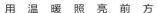

代，这个词对我们来说并不陌生。对压力的心理学 / 医学定义始于
1936 年，被称为"压力研究之父"的匈牙利裔加拿大籍内分泌学家
汉斯·塞里（Hans Selye）将压力定义为"身体对任何需求的非特
异性反应"。环境发生了变化，我们需要进行一系列生理和心理上
的调整来适应这种变化，例如看到危险时的"战或逃"（fight-or-
flight）反应，就是一个典型的压力过程。

2000 年，美国神经内分泌学家布鲁斯·麦克尤恩（Bruce
McEwen）基于大量对环境压力和心理压力的研究，为压力画了这
样一幅画像：压力就是被解释为对个人具有威胁性，并且会引发生
理反应和行为反应的事件。新型冠状病毒肺炎疫情就是一个典型的
压力事件，它不仅仅将我们对自身和家人的健康安全的恐惧和担忧
放大，也在我们的生活中增加了无数不确定性：身边的人有没有携
带病毒？相关职能部门能否有效控制疫情发展？治疗的手段是否有
效？工作和学习是否会受到影响？在面对疫情的时候，我们感受到
的强烈压力，可能只有部分来自对疾病的真正担忧，更多的则来自
激增的不确定性和不可控性。

不确定性和不可控性，正是压力的两个主要特点。

急性传染病是全人类的危机，要想面对它，只靠一个人的力量
是不够的，传统的压力下的"战或逃"反应并不能真正解决问题：
没有有效的医疗救护，我们无法和疾病战斗；在这种时刻逃跑更是
最不被鼓励的行为。2000 年，美国心理学家谢莉·伊丽莎白·泰勒
（Shelley Elizabeth Taylor）从社会心理学的角度重新审视压力的

作用，提出"照料和结盟"（tend-and-befriend）的模型。面对来势汹汹的疫情，我们需要团结一切能够团结的力量，无论是借助他人的才能、资源还是情报，结盟总比单打独斗更有胜算。所以，压力让我们更加团结，让社会结构更加稳固。

在 2010 年出版的由苏珊·福克曼（Susan Folkman）主编的《牛津压力、健康和应对手册》（*The Oxford Handbook of Stress，Health，and Coping*）中，泰勒详细描述了亲和（affiliation）和压力的关系。她发现，亲密接触和社会支持可以减少急性压力的心理和生物学影响。例如，在执行压力较大的任务时，支持者的存在可以减少心血管和体内压力反应系统[例如下丘脑—垂体—肾上腺轴（HPA 轴）]对压力的反应；无论这个支持者是伴侣、朋友还是陌生人，参与者只要知道自己不再是孤身一人，压力感就会降低很多。

社会各界已经在动用各种资源，努力减少疫区患者和医生的巨大心理压力，例如各种医疗平台的在线问诊，专门为医生开展的线上心理咨询活动等。在这个过程中，我们能够深刻体会到社会的进步和发展——在面对危机的时候，关注相关人员的心理健康也十分重要。

积极的社会行为才是最好的"减压药"

泰勒在 2006 年提出了压力下的亲和反应模型（model of

affiliative responses to stress）。简单来说，在一段积极的社会关系中，当血液中催产素（oxytocin）的浓度升高时，人们就会越来越关注人际关系中的距离。距离的疏远让人们感到不适，于是人们开始为恢复积极的社会联系而努力（亲和努力）。在这个过程中，大脑中阿片类物质（opioids）、多巴胺系统和催产素的结合可能减少压力反应（压力激素——皮质醇浓度降低），同时削弱交感神经系统和HPA轴的活动。但是，消极的社会交往会加剧这种压力的消极作用，于是带来相反的效果。

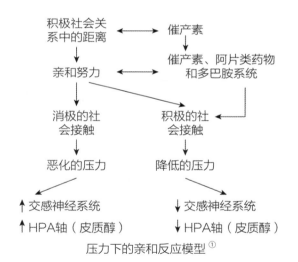

压力下的亲和反应模型[1]

在动物中，催产素能够促进社会联系和依恋行为（social bonding and attachment），控制恐惧和压力反应。而在人类

[1] Taylor，S. E.（2006）. Tend and Befriend. *Current Directions in Psychological Science，15*（6），273-277.

中，鼻腔内单次给予（24—48 国际单位）的催产素喷雾对于多种社会经济和社会认知任务中的行为反应都有益。这些任务涉及人际信任（interpersonal trust）与合作（cooperation）、慷慨行为（generosity）、社会认知记忆（social recognition memory）、社会强化学习（social reinforcement learning）和情绪共情（emotional empathy）、评估面部吸引力和信任度以及自我感知（self-perception）等。除了催产素以外，泰勒认为，其他激素也有可能在压力下促进社会支持发挥作用，诸如血管加压素（vasopressin）、去甲肾上腺素（norepinephrine）、血清素（serotonin）和催乳激素（prolactin）。

美国心理学家伊丽莎白·B. 拉波萨（Elizabeth B. Raposa）等人 2016 年通过日记记录的形式，研究参与亲社会行为是否能够缓冲自然产生的压力源对情绪健康的消极影响。日记评估时间是每天晚上九点半，由智能手机预设的程序自动提醒参与者完成。通过分析每天被试自我报告的压力清单、亲社会行为清单和积极 / 消极情绪量表，拉波萨等人发现，在某一天从事高于正常水平的亲社会行为的参与者，其当天的压力对整体心理健康的消极影响得到了缓解，因此，进行亲社会行为很可能是减少压力对情绪的消极影响的一种有效策略。

所以，越是在危机来临的时候，我们越应该为维护和增进人与人之间的关系和信任感而付出行动，这不仅能够帮助他人，从根本上减少压力源的威胁性，更是我们每个人自己的减压良药。

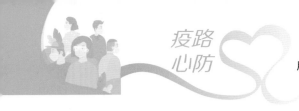
慈悲和共情：你比你想象的更重要

共情（empathy）和慈悲（compassion）都是非常重要的亲社会行为。慈悲通常指我们在他人需要帮助时感受到的一种情感，它激励我们伸出援手；共情，也称"移情"或"同理心"，是指能够站在他人的角度去理解或感受另一个人正在经历的事情，也就是进行换位思考或换位感受。我们有时候也会提到同情（sympathy），同情是对需要帮助的人的一种关心和理解，它包含一种共情式的关心，这是一种在乎其他人生命的情感，但未必包含行动。

2017 年，杰伊洪·埃克辛（Ceyhun Eksin）、杰夫·S. 莎玛（Jeff S. Shamma）和乔舒亚·S. 韦茨（Joshua S. Weitz）提出一种随机网络疾病博弈模型（stochastic network disease game model），这个模型重点考察了个体在疾病流行期间的行为对疾病传播的影响。其中个体的行为改变有两类：健康的个体利用保护措施来避免染上疾病；患病的人可能会采取先发制人的措施（例如主动就医和保持距离）来避免疾病传播。影响这两种行为的最重要的心理因素，在健康人身上是风险规避，在患者身上是共情。研究结果发现，共情越高的病人越容易采取先发制人的措施；在疾病博弈模型中，只要有共情这个关键因素，疾病就可以被迅速根除。共情比风险规避更有效，因为被感染者只要采取行动，就可以减少所有的潜在感染；而健康的人改变行动，只能够减少一部分潜在感染。

当然，这个模型只是一种理想状态，现实中有一个非常重要的问题，那就是疾病的潜伏期。新型冠状病毒肺炎疫情之所以相对棘手，就是因为潜伏期长，而在这个潜伏期中，人们无从判断自己到底是健康的还是染病的，共情的心理因素就难以发挥作用。在这个时刻，相关管理部门的强制性隔离和大力宣传就显得尤为重要。此外，虽然人们采取主动防护措施并不能从根源上消除感染源，却可以在很大程度上降低自己患病的概率，所以也不能一味依赖对源头的控制。

共情应该建立在人们彼此尊重和平等的基础上。感染疾病的人也是疫情的受害者，虽然模型告诉我们感染者的共情是关键因素，但我们不应该因此苛责疫区中的人。共情应该是一种相互的心理因素，在呼吁患病的人站在他人角度思考问题的同时，我们自己也需要站在患者和生活在疫区中的人的角度去思考问题，只有彼此交换视角和观点，共情才能产生和维持。对疫区的支援和鼓励，正是一种最好的交换视角和观点的方法，只有实际的行动，才是建立积极良好的人际互动的关键。

慈悲促进共情，共情阻止疾病。在这次疫情中，我们欣慰地看到，一切都在向着积极的方向发展。在这个过程中，我们每个人都不是无名小卒，都可以发挥积极而重要的作用。

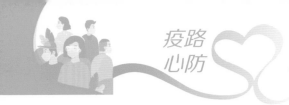
手绘 6: 如何助人助己?

在危机事件中, 助人行为弥足珍贵。只有向他人伸出援手, 互帮互助, 团结一心, 大家才能尽快克服困难, 渡过危机。

这里介绍疫情中能有效推动人与人之间互帮互助的四个心理学原理。

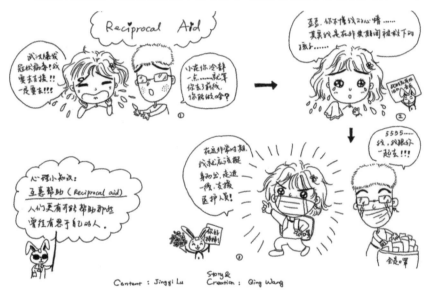

互惠互助

人们更有可能帮助那些曾经有恩于自己的人。非典型性肺炎暴发期间, 90后被医护人员悉心守护, 如今, 这些 90 后感恩当年医护人员的帮助, 挺身而出, 走到防疫一线, 支援武汉的医护人员。

防疫心理提示

谁不曾受到过他人的帮助? 现在, 是时候向需要帮助的人伸出我们的援手了。

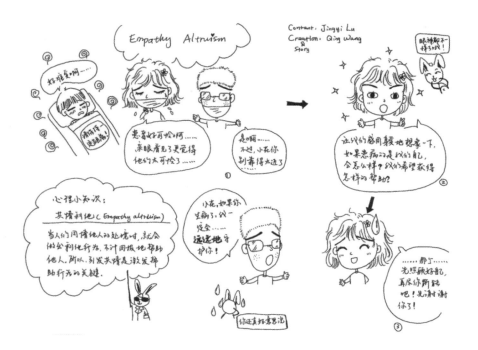

共情利他

当人们同情他人的处境时，就会作出纯粹的利他行为，不计回报地帮助他人。例如，如果人们能感同身受地体会新型冠状病毒肺炎患者的痛苦，就会无私地以各种形式帮助患者。所以，引发共情是激发帮助行为的关键。

防疫心理提示

设身处地地想一想患者和前方医务人员的感受，他们需要我们的帮助，他们值得获得我们的帮助。

111

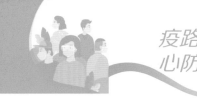

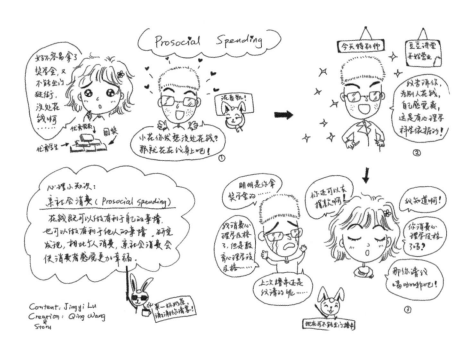

亲社会消费

花钱既可以做有利于自己的事情，又可以做有利于他人的事情。前者是个人消费，例如支付水电煤的账单；后者是亲社会消费，例如为他人买咖啡，给慈善机构捐款。研究发现，相比个人消费，亲社会消费会使消费者感到更加幸福。

防疫心理提示

在力所能及的范围，向需要的人捐款捐物，既帮助他人，又能提高自己的幸福感。

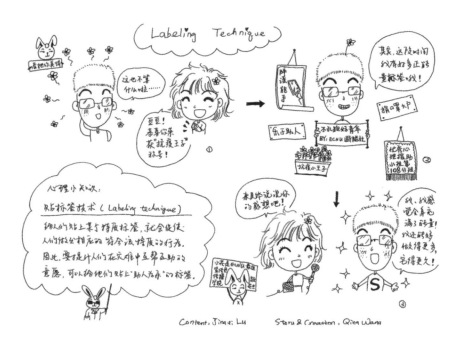

贴标签技术

给人贴上某个特质标签，就会促使其作出符合该特质的行为。例如，给居民贴上善良的标签，告诉他们"你们是善良的人"，就会激发这些居民给慈善机构捐款的行为。

防疫心理提示

要提升人们在危机事件中互帮互助的意愿，可以给他们贴上"乐于助人"的标签。

策划：庄　瑜
文字：陆静怡
绘画：王　青

面对疫情，家长应该拥有的正确"姿势"

潘晓红

希望我们在生命中度过的每一段不平凡的日子，都成为我们生命旅途中开出的一朵小花、一盏点亮的灯。生命的本质是成长，我们的每一段经历都在建构我们的人生脚本，希望这些经历成为我们直面未来的底气，让我们心底有温暖、有勇气、怀希望。

本次新型冠状病毒肺炎疫情，对于每一个身在其中的人都是一次不平凡的经历。特殊的日子终究会过去，生活终会归于平凡，终会回归为日复一日的平静。但是，这些特殊的日子对于我们书写自己的人生脚本具有非常重要的意义，就像戏剧中的冲突和高潮，使我们的人生变得精彩，让我们的生活得到升华。

所以，我们要好好利用这段不平凡的日子，它会打破我们习以为常的生活，使我们有意识地建构新的更有效的行为模式，也帮助我们的孩子书写他们的人生脚本，在他们自己的人生舞台上扮演好属于他们的角色。

家长是孩子模仿的对象

发展心理学中有一个很重要的概念——"观察学习"。这个概念类似于"榜样的力量"。孩子会复制家长的行为，因此，作为家长，你的行为方式在大多数情况下会成为你的孩子最常见的"姿势"。这里的孩子是指 0—18 岁的未成年人，孩子年龄越小，家长对孩子的影响越大。一般来说，家长每天的样子，包括说话的方式、表达情绪的方式、处理人际关系的方式等，都是孩子模仿的对象。因为这些样子都是日常行为，所以大家熟视无睹，不在意"姿势"好不好看。我们的孩子却在观察我们，悄无声息地学习我们的样子。

新型冠状病毒肺炎疫情这一危机事件，对家长是一次提醒，提醒家长我们的孩子正在模仿我们的行为，因此，我们自己要有正确的行为模式。

情绪的"姿势"

新春佳节，关于新型冠状病毒肺炎传染的新闻就像给我们的生活按下了一个暂停键，所有的既往过年动作都似乎"僵"在那里。人们停止了聚会、旅行；孩子们期待的见长辈、拿压岁钱、吃好吃的、和小伙伴玩平时家长不允许玩的游戏等，都随之停止。"僵"这个动作本身，就代表着我们的身体处于应激状态。成年人开始关注有关疾病的新闻，这期间人们容易关注消极信息，比如每天发病多少，死亡多少，哪里又有新发病人，等等。于是我们开始

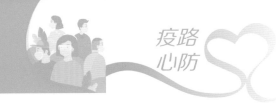
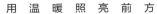

恐慌、焦虑。

传染病和其他的突发危机事件不同。比如汶川地震或飞机坠落等事件，只要我们不在事件现场，我们就确切地知道自己肯定不会受到伤害。但是传染病不一样，它具有明显的不确定性，我们不知道昨天去的菜场有没有病毒，不知道今天乘坐的公共交通工具上有没有人染病。这种不确定性很容易让我们将想象无限放大，我们的身体会"僵硬"，声音会变得尖锐，会体验到烦躁情绪——我们变得焦虑和恐惧。焦虑是指人们对未知的可能发生的糟糕状况的担忧，恐惧是指对马上要发生的潜在威胁的情绪反应。如果你有这些反应，请放心，这是正常现象，但是请深呼吸，慢慢地吸气，慢慢地吐气，多做几次，让自己平静下来。

为什么要深呼吸？因为它是正确的情绪"姿势"。我们不仅向孩子示范自己对突发事件的焦虑和恐惧，而且要示范对焦虑和恐惧的有效管理方式。焦虑和恐惧本身能够让我们进入预警状态，它是我们数百万年进化而来的最有效的危险／威胁觉察器，它让我们提前进入备战状态。此时，我们高度觉醒，认知能力提高，耳聪目明，注意力和记忆力都处于高度活跃的状态，我们能快速获得信息、分析信息并作出判断。当然，所谓过犹不及，耳聪目明可能变成听风就是雨，这是焦虑和恐惧带来的坏处，这里不展开论述。

家长的警觉状态会被孩子知觉到，孩子也会进入同样的状态。由于孩子的认知和情绪管理能力仍然不成熟，还处于发展中，因此孩子更容易进入惶恐状态,越小的孩子受到的影响越大。所以,家长不能恐慌(如果有家长陷入恐慌,请联系专业人员,帮助你处理你的恐慌情绪)。这是一个非常好的契机,我们需要向孩子示范自己是如何管理情绪的,同时,这也是一个教会孩子如何有效应对危机事件的好时机。

对不同年龄的孩子,我们需要采取不同的策略。

对幼儿园和小学低年级的孩子,我们需要用语言来界定情绪,比如:"哎呀,这么多人生病,听上去让人很害怕。宝宝是不是也很害怕呀?"还要配合安抚的动作,例如拥抱和抚摸,同时说:"来,妈妈安慰一下你,你也安抚一下妈妈,我们一起来想办法。"这是我们给孩子传递健康知识的最好时机。

小学高年级和初中的孩子已具有一定的认知和情绪管理能力,家长可以设定一些情境,激发孩子的主动性,让孩子参与到问题解决中。比如全家一起讨论"我们怎么做才能不被感染",每个人都要参与发言,家长不能一味地灌输自己的观点。要知道,处在青少年早期的孩子或多或少都有个人英雄主义,他们倾向于认为,"我知道这个病会传染,但我是特殊的,不会被传染"。套用现在流行的一句话,这种个人英雄主义反映的是"我不要你认为,我要我认为"。对于处在这一阶段的孩子,家长甚至可以向孩子请教,孩子会为自己能帮助家长而感到自豪,这也让孩子有机会"显摆"自己的能力。

高中阶段的孩子,辩证思维能力、信息收集能力、决策能力已

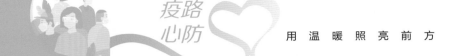
经发展得比较成熟，家长此时可以自动切换到合作伙伴的模式，与孩子一起收集信息，评估信息，并形成应对策略。

认知的"姿势"

消除焦虑和恐惧的终极策略是增加确定性，因此，我们需要了解疾病本身，找到可信任的信息平台，从而获得有效的信息。在这里，家长要呈现的"姿势"是，正确地收集资料，合理地评估信息，也就是找到有效的问题解决策略，而不是不断地责怪和抱怨，比如，"早干什么去了""就是工作没做好""有些人到处乱跑，传播病毒"，等等。这些责怪和抱怨对于应对当下的问题和困境都是无效的，反而会把有限的认知资源消耗在无效的活动中，从而降低了加工当下任务的能力和效率。

这一策略也可以运用到其他情境中，比如在做错事情、遇到不顺的事情时，后悔、抱怨都无助于应对这些麻烦，反而会让我们更茫然和无助。正确的"姿势"是回答"我该怎么办"的问题，迫使自己列出已知条件、有利资源，找到解决问题的途径，并评估这些途径的有效性，这样就能增加确定性和掌控感，而且让人没有时间去担忧和恐惧。

意志的"姿势"

俗语说"为母则强"，其实父亲也一样。危险的来临会激发父母足够的勇气来保护孩子。和平时代，我们不需要为孩子堵枪眼、挡子弹，也很少有诸如要跳到河里救孩子之类的可以表现我们对孩子豁出命的爱护的事情。但是请记住，勇敢和勇气无处不在，会在我们每一次直面困难中显现——你的孩子在看着、学着你应对危机事件的勇气。

教给孩子有关身体健康的知识

本次突然暴发的新型冠状病毒肺炎疫情事件，是"危"，也是"机"，父母一定要把这样的信念传递给孩子。从宏观层面来讲，此次事件让我们看到国家应对危机的能力以及国家公共卫生的管理效率，包括对病患的免费治疗（体现国家财力），新医院的快速建设（体现国家技术能力），多地援助武汉（体现公共救援能力），等等。总之，我们看到祖国变得强大了。从国民教育层面来看，此次事件让我们反思人与自然的关系。对每个家庭来说，平时可能很少思考我们对身体和健康的基本信念，也就是我们的健康观，本次危机让我们有机会也有时间从以下几个方面思考有关健康观的问题：

第一，对自己的身体发出的信号保持适度的敏感，作出恰当的判断。

第二，人一定会生病。不要每当有人生病，特别是孩子生病时，就开始惊慌失措，责怪他人，似乎只要生病就一定有什么地方做错了，这会让孩子产生"病耻感"，即得病是一件不光彩的事情。从积极的健康观来看，生病是正常的，积极寻求治疗就可以了。

第三，疾病是可以预防的——降低生病的频率。首先，要有良

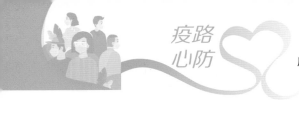
好的免疫力。这个问题涉及均衡的营养、适当的锻炼和充足的睡眠。所以，爱漂亮的妈妈不要示范饥饿减肥；爸爸不要示范吸烟、酗酒和不规律的饮食；父母在家不要"葛优瘫"，或者边吃饭边看剧，通宵打游戏，等等。孩子正在观察学习，这些不健康的行为会成为他们健康观的一部分。我们可以利用这个机会，教会孩子健康的生活方式，比如摄入均衡的营养，按时休息，养成健康的生活习惯和卫生习惯等。其次，要做好有效的预防。相关机构对此有很多宣传，家长可以向孩子示范如何做才能有效地保护自己，并就此与孩子沟通。如果孩子不想与你沟通，家长就要反思自己的沟通方式了，不要责怪孩子，试着把孩子当成合作伙伴或客户，积极地倾听，努力去沟通。

第四，科学对待生病。我们需要向孩子们传递尊重科学的信念。有关本次新型冠状病毒肺炎疫情的信息，各大权威媒体和国家卫生健康委员会都做了及时通报，这些信息可以帮助我们作出一些基本判断。家长可以向孩子示范如何正确地获得有效信息，如何作出理性的判断，比如查询某地区的人口数，计算"患病率"等，这种示范可以让孩子习得相关技能。长此以往，孩子就不会对生病过度恐慌。生病后积极寻求有效的治疗是正确的应对方式，讳疾忌医以及对疾病深感恐惧、惊慌失措等"姿势"，会导致孩子习得"生病是糟糕、绝望的事情"的观念。

因此，请家长示范如何勇敢地面对疾病，也请家长反思并修正自己的健康观，你的孩子会习得并内化你的健康观。

合理利用休闲时间——有意义的休闲

本次事件也让父母们有机会与孩子长时间相处。该如何度过这段时间？

建议在家长的引导下，所有家庭成员共同建构家庭生活秩序，合理安排休闲生活和工作（学习）内容。可以努力开展一些积极的家庭活动，比如与孩子一起做游戏，教孩子做菜；也可以针对本次事件，与年龄较大的孩子沟通和交流，每个人提出并论证自己的观点，并仔细倾听其他人的意见，这是很好的亲子沟通练习；还可以让孩子教我们一些他们力所能及的活动，比如做广播体操，这样既锻炼了身体，又让孩子获得成就感。

与孩子一起成长

当我们清晰地认识到自己的家长角色时，就会发现自己更有力量和耐心。这就是脚本的力量，我们已经形成很多脚本，这些脚本会引领我们的行为。打开积极的脚本，我们扮演积极的角色；打开消极的脚本，我们按照消极的角色行事。比如，"唉，我有什么办法，我就是一个无足轻重的人……"这就是消极的脚本。在这种脚本之下，我们必然不会努力作出改变。非常幸运的是，大部分家长的脚本都很积极，带着自身的勇气与力量。

2020 年这个不平凡的春节，可以帮助父母反思和修正日常生

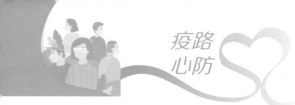
活中的行为和对待孩子的方式。当我们向孩子示范正确的"姿势"时，我们也习得并内化了这些"姿势"。这段众志成城的经历终会成为每个家庭脚本的一部分，也会改写每个父母与孩子的人生脚本。

船行江上，在面对湍流和险滩时，个人、家庭、国家、民族乃至人类筚路蓝缕，前仆后继。危机终会过去，生活还在继续，成长是永恒的主题。成长、壮大，成就今天，成就未来。

如何向孩子解释这场没有硝烟的抗疫之战？

周晓慧　刘妍希　王一集

　　一场举世瞩目的抗疫战已经打响，全国人民齐心协力，宅在家中为国家作贡献。这时候，父母可能会面临一些问题：孩子在家呆不住，想出去玩，该怎么办？孩子的情绪越来越焦躁，该怎么办？父母该如何向孩子解释这场没有硝烟的战争，让孩子感知到"病毒"这个看不见、摸不着却真实存在的敌人呢？

　　在这场对抗病毒的全民大战中，父母与其把孩子隔离在认知上的"真空安全区"，不如行动起来，引导孩子正确认识病毒，安抚孩子的茫然与焦躁，做互相支撑的亲密战友，并肩作战！

　　为了帮助父母，我们邀请了 20 世纪发展心理学领域的一位顶级大咖来解读这些问题，他叫维果茨基，人们亲切地称他为"心理学界的莫扎特"。

如何帮助儿童理解病毒？

　　采访者：请问维果茨基先生，如今大疫当前，父母该如何让孩

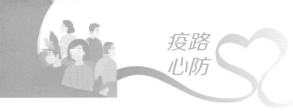

子感知到这个看不见又摸不着的病毒呢?

维果茨基:我认为孩子如果不和这个社会尤其是不和父母积极互动,是不可能真正获取知识的。人的社会性体现在我们会使用语言这个工具来完成合作任务上,它帮助我们区分了人类和其他动物,这也意味着,儿童只有在与成人交往的过程中掌握语言这一工具,他们的心理机能才能逐渐成熟。

对于孩子无法真实看见、触碰的存在,他们会愿意通过他们信赖的人的讲述来感知和理解。在介绍和解释病毒的时候,父母可以用简洁的、易于理解的语言来表达。例如,父母可以对孩子说:"在你的身体里有很多为你工作的细胞。它们非常友爱,经常一起嬉戏玩耍。当有外敌入侵的时候,它们会团结一致,消灭敌人。可是,它们有时会碰到非常强大的敌人,就像这次的新型冠状病毒。这类病毒就像无数个刺猬,它们碰到哪个细胞,哪个细胞就会被刺伤。如果所有的细胞都受伤了,人就会生一场大病,要比你上次的感冒难受多了。"

除了父母的讲述之外,可以选择适合孩子年龄段的生动形象的学习材料,来激发孩子的兴趣,比如绘本、动画等。

采访者:谢谢维果茨基先生精彩的建议!在这个特殊时期,亲子互动的机会大大增加了。除了同孩子讲述之外,父母在亲子互动中还可以做些什么呢?

维果茨基:首先,我建议互动与教育并行。我主张选择适当难度的学习任务,最好是孩子不能独立完成,但在他人的帮助下可以成功解决的任务，这也叫作孩子的"最近发展区"，是发展潜力的具体体现。父母可以和孩子玩一些有难度的语言游戏，比如复述刚刚看过的有关病毒的绘本，鼓励孩子运用想象力进行故事接龙，等等。

其次，游戏是教育儿童最好的手段。有条件的话，父母可以和孩子在游戏中一起学习，爸爸扮演病毒，妈妈扮演免疫系统，孩子扮演健康人，按照收集到的病毒感染信息和预防措施进行模拟，让孩子更好地理解怎样打赢这场抗疫战。

父母如何安抚孩子的情绪？

孩子对父母的情绪尤为敏感。父母首先要多注意自己的情绪是否稳定，避免在孩子面前过分显露自己的恐慌和焦虑。当孩子感受到父母的焦虑情绪，他们会耳濡目染地受到焦虑情绪的影响。因此，父母要尽量保持乐观，不要成为焦虑的播种机。

当然，情绪是丰富多彩的个人体验，所谓的"消极"和"不良"情绪其实也有它们积极的一面。比如，紧张是为了引起我们的注意，让身体进入备战的状态。因此，这次疫情或许是一个契机，可以让孩子学会更好地表达、识别自己的情绪，以及当这些"消极"情绪出现时，如何有效地加以疏导。

以下两个疏导情绪的小方法，父母们可以用起来：

第一个方法是，让孩子通过纪录片、新闻、绘本等真实地了解身边发生的疫情，了解我们为抗击疫情付出的努力和成效，了解如何保护自己免受病毒的侵害……这些事实真相会缓解孩子的紧张。同时也要把握好度，避免过度强调疫情，使孩子沉浸其中，难以抽离。

　　第二个方法是，利用难得的宅居时间，和孩子进行积极的亲子互动，陪孩子玩一些他们喜爱的游戏。放心，孩子是游戏的天才，他们永远知道该玩什么。所以，父母不妨做一个快乐的"同伴"。积极的亲子互动是治愈孩子消极情绪的良方。

关注孩子心理健康，和孩子一起抗击疫情

张　麒

　　庚子年的农历新春，新型冠状病毒肺炎疫情改变了大家熟悉的过年方式，不再鼓励拜年、聚会，公众活动取消，往昔的热闹与喜庆被对疫情的担忧甚至恐惧替代，大家在不停地刷手机看消息，不住地抱怨、唠叨的时候，是否留意到家里孩子的心情？

　　过年，对年幼的孩子来说，意味着压岁钱、父母的陪伴；对青少年来说，意味着可以与同学结伴玩游戏；对面临中考和高考的孩子来说，可能会在复习功课和家庭聚会的冲突中烦恼。然而，突如其来的新型冠状病毒肺炎疫情，让所有这些都改变了。孩子们没地方玩了，家庭度假计划也取消了，整天禁足在家里。大人们焦虑，孩子们如果得不到家长的陪伴，情绪也会变得焦躁不安。一些少年则正好沉溺于网络游戏和"追剧"，跟家长的冲突也因为一直生活在同一空间而加剧。

　　我们如何陪孩子度过这段时间呢？

　　家长首先要调整好自己的情绪，别让自己陷入恐惧和无助中，否则孩子会因为我们的情绪而变得不知所措。把紧张、焦虑通过无

序、无助的行为传递给孩子是没有意义的，我们要给孩子示范面对公共事件、面对疫情时正确的应对方式。

对于学龄前的儿童，当他们还不能理解病毒、疫情的时候，家长可以借助绘本和故事，告诉孩子发生了什么，他要做的是什么，家里长辈们会如何照顾他；也可以用游戏的方式，转移孩子的注意力。

对于小学低年级儿童，家长可以跟他们一起学习关于病毒的科普知识，这是一个家长与孩子交流的好机会，也是培养孩子收集信息、理性分析问题的好机会。家长也可以和孩子一起讨论哪些行为是抗击疫情的正确行为，哪些是不当行为，作为社会人该如何承担起自己的社会责任。

对于小学高年级学生和初中生、高中生，不妨倒过来，请他们给家长科普一下关于病毒和防疫的知识，家长跟他们一起探讨防疫的有效措施。同时，也借此机会提醒孩子，未来的人生中，类似的危机事件还可能发生，大家可以从这次的事件中学习到哪些经验，甚至可以借此启发孩子对自己的生涯发展作出规划。

当然，过年毕竟是过年，这是一年中家人在一起享受亲情的时刻。虽然不适合走亲访友和聚会联谊，但是相应多了平日少有的小家庭的相处时间。大家不妨放下工作，坐到一起聊一聊，玩玩家庭游戏，享受家庭时光。一家人可以一起画画、拼图、做手工、玩故事接龙……

大一些的孩子，可以一起在网上给亲戚拜年，讲讲家庭故事。

可以让孩子更多地参与到家庭生活中，更多地了解自己的家庭；家长也可以和孩子一起逛逛网上博物馆，看看科普、纪实视频，给孩子介绍自己熟悉的历史，帮助孩子真实地感受历史和自然。

也许往年因成人间的应酬、走亲访友而无法实现这些与孩子相处的方式，今年过年则有了陪伴孩子的不一样的方式，不如好好珍惜这难得的和孩子面对面交流的时刻，增进与孩子的感情。

对于奋战在一线的医护人员和防疫工作人员，要向你们致敬！你们为大家舍了小家，不能在家陪孩子过年，但希望能抽空用微视频或短信向孩子传递你们的关爱和思念，也告诉孩子，爸爸妈妈正在做一件非常有意义、有价值的事情，这是在用另外一种方式表达你们对孩子的爱。这个时刻，正是爸爸妈妈成为孩子心中的英雄的时刻，要知道，爸爸妈妈在孩子心目中的形象越高大，日后对孩子的教育就越有力。

而对于被病毒感染的家庭，家长跟孩子在一起，更多的是要传递接受治疗可以康复的信心，信心越足、越乐观，就越有助于康复。

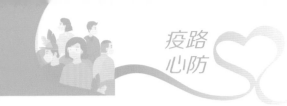
手绘 7：故事的疗愈力量

　　自古以来，人们通过讲故事来保存资料和传递经验，启迪心灵智慧。人生的智慧蕴含在故事中，故事具有疗愈的力量，让听者从隐喻中得到启示。

　　这里介绍三个蕴含人生智慧的小故事。故事温暖心灵，给予人们平安渡过疫情危机的智慧、力量和勇气。

美好的一天

　　这个故事来自绘本《A Good Day》。这是糟糕的一天，小松鼠的橡果掉了，小黄鸟最喜欢的一根羽毛丢了，棕色的小狐狸找不到妈妈了，小狗脖子上的绳子缠在了篱笆上。可是接下来，小松鼠找到了一个更大的橡果，小黄鸟飞得比以前更高了，小狐狸一转身找到妈妈了，小狗脖子上的绳子解开了，还发现了一大朵美丽的蒲公英花。一个小

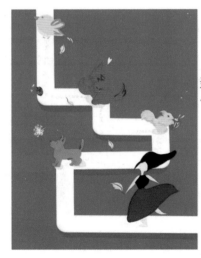

美好的一天

/危机，既是危险，也是机遇/

女孩在地上捡到了一根黄色的羽毛，大喊着开心地朝妈妈跑去，因为她觉得这是多么美好的一天！

防疫心理提示

　　面对新型冠状病毒肺炎疫情这一危机，要想到，它既是危险，也是机遇。成功渡过危机，会让我们的心灵更加坚强。

倾斜的树

从前，在一个热带雨林里长满了各式各样的树。有一棵树特别醒目，他长在巨石的边缘。尽管成长环境艰难，但他还是长大了，并且长成一棵很健康的树。

有一天，雨林遭受了一场可怕的暴风雨，一阵猛烈的狂风将一棵老巨树刮倒在地，巨树的一根枝干压倒了这棵年轻的小树。他再也不能望向天空，永远不会有老鹰在树枝上筑巢了。

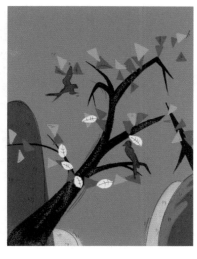

倾斜的树
/被爱并且有能力去爱/

这棵树因此悲伤了好长一段时间，有时候他情愿自己死在那场暴风雨中，有时候他渴望有谁能将他从不快乐的生活中带走。

后来，飞来两只迷途的小鸟，这棵树扭曲的枝丫成为小鸟最好的庇护，保护小鸟们免遭危险。听到小鸟的歌声，这棵年轻的树有一点点兴奋，慢慢地，他忘记了所有关于暴风雨的事，忘记了自己曾经被压倒在地，再也不能长高、长壮了，他忘记了其他的兄弟姐妹，还有在自己的枝杈上筑巢的老鹰。现在，他唯一惦记的是，因为自己的受伤而让这两只小鸟可以找到安身之处。

防疫心理提示

在这个世界上拥有一席之地，是多么美妙的一件事。被爱并且有能力去爱，又是多么美好的事！

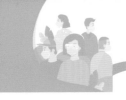
筑巢的小燕子

从前有一个村庄，房屋的屋顶上筑了许多鸟巢，里面住着许多小燕子，它们过着快乐的生活。

可是有一天，小燕子的生活完全被改变了。在离鸟巢很远的深山里，有一只蝙蝠带着许多小怪兽进入小燕子生活的村庄。这些小怪兽个头虽小，力气却很大，它们专门攻击小燕子。被咬伤的小燕子也变成了小怪兽，去攻击家人和伙伴。

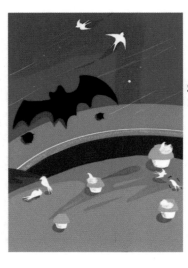

筑巢的小燕子
/重新唱起生命之歌/

一些小燕子飞得高高的，躲过了小怪兽的袭击。它们在天空中不停地盘旋，直到筋疲力尽。一些没有受伤的小燕子吓坏了，躲在窝里不敢出来。有一群勇敢的小燕子，它们精心照顾受伤的伙伴，安慰恐慌的小燕子，帮助它们重新筑巢。

小燕子们飞到很远的地方，去采集小木棍和小树枝。它们忙碌了一整个冬天，采集、编织，采集、编织。慢慢地，村庄里的屋檐上布满了新筑好的鸟巢。春天到了，小鸟蛋孵出了许多小燕子宝宝。在温暖的鸟巢里，鸟妈妈精心照顾着小鸟。它们唱起一支新的筑巢歌。

防疫心理提示

从危机中复原，重拾希望，唱响生命之歌。

策划：庄　瑜　沈怡廷
文字：王继堃
绘画：喻里雯

心理援助者，请别忘了自我关爱

张　亚

　　鼠年疫情来势汹汹，不少心理工作者在春节期间已经加班加点投入新型冠状病毒肺炎疫情心理援助工作，虽然和一线的医疗工作者相比，我们的工作所面临的生命威胁相对较小，在后方更多起到稳定人心、疏解情绪的作用，但是，必须提醒心理工作者，在这次疫情之下，每一位心理援助者自身也是可能受到疾病威胁的普通人，除了做好心理援助工作之外，请别忘了自我关爱！

自我关爱是心理工作者必备的专业技能

　　自我关爱本身就是心理工作者的专业技能。该技能是指心理咨询师或一线心理工作者能够进行主动、积极的自我关照，而不是消极、被动的休息。积极、主动的自我关照包括能够主动进行心理调节以及保持规律的作息和饮食，照顾好自己的心灵和身体。也只有在这个前提下，心理工作者才能有效地为其他人提供心理援助服务，其中一个最简单的判断标准就是，助人过程是否让你有胜任感和愉悦感。

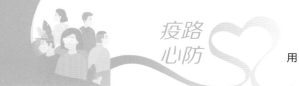
　　疫情突然暴发，不少心理工作者处于超负荷运载的状态，可能根本无暇顾及自己的身心状况，有时因工作需要，不得不放弃个人感受。需要注意的是，帮助他人本身是让人愉快的，如果你已经相当长时间在助人过程中更多体会到悲观、无力的情绪，可能是时候先停下来，进行自我关照了。

注意可能的负面信息超载

　　心理援助者每天需要面对大量的负面信息，这些信息一部分来自发达的网络媒体，一部分来自求询者的口述或亲历，心理援助者有较大风险面临可能的负面信息超载。特别要提醒的是，即便心理援助者内心非常强大，有足够的理性来提醒自己不受负面信息的影响，但当他们面对处于痛苦、焦虑、恐慌或愤怒中的求询者时，大脑中的镜像神经元也会自动工作，以帮助助人者尽快理解对方的处境。也就是说，你的情绪反应可能并不受自己的理性控制。

　　更何况，每个心理援助者也是受疫情威胁的普通人，手机上过载的负面信息，包括谣言，同样会影响心理援助者的情绪。即便一些负面信息被辟谣，谣言带来的阴影也不会完全消失。数项认知心理学研究显示，即使流言得到纠正，它在人们心中积聚的负面影响也很难在短时间内消除，无论你是否拥有教育经历，它都将被整合进人们对这件事的总体认知里。

及时调整和休息，避免情绪耗竭

不少心理援助者在疫情暴发后几乎没法保障良好的睡眠，而睡眠是提高人的免疫力，帮助我们重新整合信息，消化负面情绪的最佳途径之一。长期的睡眠不足会引发心理援助者的情绪耗竭，即情绪处于极度疲劳状态，个体的情感资源过度消耗，疲乏不堪，精力丧失。

在情绪耗竭状态下，个体会体验到焦虑、紧张、抑郁及其他一些负性情绪，并且觉得精疲力竭，懒于去做自己的工作。如果出现这种极度疲劳，对助人工作暂时丧失兴趣的反应，心理援助者需要意识到，这种反应在职业生涯中是正常的，不必过分自责。情绪耗竭通常需要调整和休息，之后就能逐渐恢复。

继续沿用适合自己的情绪调节方法

心理援助者在专业受训时都会有意识地学习调节自己情绪的方法，在疫情心理援助的非常时期，不少专业工作者唯一需要的，是继续使用自己原先有效的情绪调节方法。无论是规律作息，运动，坚持某项兴趣爱好，还是自我激励，和朋友交流，倒头大睡一觉，看无关专业的闲书等，只要是此前对自己来说有效的情绪调节方法，在非常时期就应该坚持下去。

此外，我们也需要注意到，在疫情心理援助工作中，不把求询者的问题放大，不把自己当成救世主去解决所有问题，这点也非常重要。在目前这个阶段，根据不同人群面临的危机，提供专业的、力所能及的心理援助是心理工作者的共识。能够助人本身是非常美好的，力所能及的助人才是更专业、更长久的。

及时寻求督导和同行的帮助

心理咨询行业从来就不适合单打独斗，助人者之间的相互支持非常重要，尤其是面临突发的疫情时，每个人都需要面对可能的生命威胁，不少助人者即便曾经有过灾难心理援助的经验，也未曾有过自己既是可能的感染者，又同时是助人者的双重身份的体验。在这种特殊的心理援助局面下，更需要心理援助者能够及时寻求督导和同行的帮助，在进行心理援助工作后，能够有固定的时间安排彼此进行总结讲述、情绪梳理、问题讨论。这个过程本身也有助于提高心理援助者的专业胜任力，而助人者一旦在心理援助过程中感觉到情绪受到干扰或是遭遇困难，无法独自解决，就一定要寻求督导和同行的帮助。

总之，疫情之下，我们每个心理援助者都既是努力用聆听、温暖和专业知识去帮助别人的助人者，又是有痛苦、脆弱和软肋的普通人。不忘自我关爱就是坚持自己的专业性，坚持自己的职业操守。让我们一起努力！

各类人群如何做好疫情心理防护?

马伟军　王晓彤　王秋雪　惠晓薇

当下新型冠状病毒肺炎疫情横行,个人防护已成为与每个人切身相关的要事,而个体的心理健康同样需要守护。目前,国家已经迅速建立了较为完善的疫情危机干预体系来保障大家的健康安全,包括制定相应法规,对相关人群采取严格追踪和隔离措施,学校延期开学,企业给予适当补贴,等等。下面来分析一下疫情防控期间各类社会人群如何做好心理防护。

疫情影响下的人群分类及疫情心理防护

受到新型冠状病毒肺炎疫情影响的人群按照影响程度可以分为以下四个等级,每一级人群需要采取不同的心理防护措施。

针对第一级人群的心理防护措施

第一级人群:新型冠状病毒肺炎确诊患者、疫情防控一线医护人员、疾控人员和管理人员等。

第一级人群与病毒接触最密切,他们的心理状态随时可能逼近极限。对一些人来说,"崩溃的边缘"可能是最恰当的形容词。在这

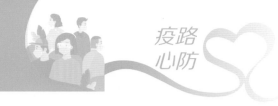
种情况下，他们可能出现各类问题。

第一，心理和情绪问题。如出现下列症状：

· 与他人交流不畅。

· 情感迟钝。

· 失去对公平、善恶的信念，愤世嫉俗。

· 对自己经历的一切感到麻木与困惑。

· 因心力交瘁、筋疲力尽而觉得生气。

· 感到不够安全。

· 睡眠出现问题，做噩梦。

· 难以集中注意力，决策困难。

· 缺乏自制力，愤怒，缺乏耐心，与他人关系紧张。

· 失去信任感。

第二，生理问题。由于身心极度疲劳，休息与睡眠不足，精神压力过大，易产生生理上的不适感，例如晕眩、呼吸困难、胃痛、紧张、无法放松等。

第三，其他困扰（耗竭感）。如出现下列现象：

· 觉得自己无法帮助病人，因而怀疑自己的职业选择，产生无价值感。

· 绝望，无助。

· 感到软弱、内疚和羞耻，感到自己的问题与病人相比微不足道。

· 觉得自己本可以做得更好、更多，从而产生罪恶感，怀疑自己是否已经尽力。

· 对于自己也需要接受帮助觉得尴尬、难堪。

· 过多地为病患感到悲伤、忧郁。

针对以上情况，可以帮助第一级人群（全员）缓解恐慌、焦虑的应对方法有：

· 与同伴相互鼓励、打气，相互肯定，不要相互指责。

· 允许自己有一些负面的情绪，并表达和宣泄出来。

· 通过采用熟悉的策略来降低身体紧张感。例如深呼吸，轻柔地伸展运动，冥想，洗脸和洗手，逐步放松。

· 巩固和完善自身的社会支持系统，与家人和朋友保持联系。

· 定时定量地饮食，多吃营养食品并保持水分，避免摄入过多的咖啡因、烟酒。

· 避免不必要的伤害。如尽量不去其他疫情更严重的现场。

· 抽出时间进行"减压"和"充电"。例如，吃一顿饭，看电视，运动，看小说，听音乐，洗澡。

· 保持自我觉察，识别并注意自己压力反应的预警信号。

· 接受心理援助热线服务。

针对一线医护人员，需要考虑满足其四方面的基本需求：休息、饮食、支持、表达。以下是针对一线医护人员的应对策略：

· 如有可能，专注于做好眼前的每一个医疗动作，专注于一个一个地帮助人。

· 告诉自己，病人的等待是必需的。你没有办法通过一个动

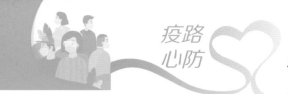
作，或一次性地照顾所有的病人。

· 找到表达自己的方法，考虑如何更好地说出你遇到的情况、你做的工作及工作中遇到的困难。

· 同事间相互支持，适时地将自己的感觉和经验与同事讨论和分享。如果可能，每天找一段时间，医护人员一起分享自己的情绪。

· 肯定自己所做的每一次医疗活动、每一次救援、每一个动作的价值。

· 注意休息。不要总和病人在一起，每天必须有医护人员单独在一起的时间。

针对第二级人群的心理防护措施

第二级人群：身处疫区的人。

处在疫区的人，一定要照顾好自己。身处疫区，你可能会出现以下情绪：

· 突然到来的人身自由限制，可能会造成暂时的恐慌，不必过分强求自己保持镇定。

· 可能会出现抱怨、愤怒，你需要给自己找一个适当的发泄口。

· 焦虑感来袭，感觉会被焦虑淹没。

若身处这样的情绪中，可以采用"安心稳步"的方法帮自己从情绪中慢慢脱离：

· 采取一个舒服的姿势坐着，腿和手不要交叉。

· 慢慢地、深深地呼气与吸气。

· 观察四周，说出五个你能看到但是不会让你感觉困扰的东西。

- 慢慢地、深深地呼气与吸气。
- 说出五个你能听见的声音。
- 慢慢地、深深地呼气与吸气。
- 说出五个你能感觉到的东西。
- 慢慢地、深深地呼气与吸气。

针对第三级人群的心理防护措施

第三级人群：身处非疫区，有亲友被确诊的人。

当得知亲友被确诊时，我们可能会伤心和难过，为自己和亲友担忧，开始自责，觉得自己帮不上什么忙，等等。那么，当家人或朋友被确诊／隔离时，我们该怎么应对？

- 可以在电话里鼓励他们，倾听他们的感受，让他们减少孤单的感觉。
- 可以分享自己最近的心情，但要记得电话那头的亲友需要更多的支持和关注。
- 关注被隔离亲友的物质需求和精神需求。
- 先关注自己的需求与情绪。
- 对他们始终保持适度的关心。

针对第四级人群的心理防护措施

第四级人群：普通人群。

在这场席卷全国的新型冠状病毒肺炎疫情中，每个人都无法置身事外，恐慌和焦虑时时在我们身边发生，身处抗疫战场的我们，

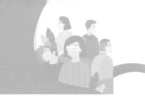
在应对恐慌和焦虑时可以：

- 不需要对压力本身有太多的焦虑。

- 限制自己接触相关信息。

- 坚定必胜的信念，做积极的自我暗示。

- 保持理性的认识，不受大众及传媒干扰。

- 玩耍，让自己的注意力在这十几分钟里集中在你玩的这个东西上。

- 做不动脑子只动手的事，如刷那些刷过之后可以闪亮，让人成就感爆表的东西。

- 运动。

- 做手工。

- 学习放松方法：找一个安静舒适的地方，保证不会被打扰。闭上眼，把注意力集中在自己的呼吸上。在一呼一吸中，在心里默念"呼气——吸气——"，集中精神体会鼻子的感觉、胸腔的感觉，以及空气从鼻腔、气管、胸腔流过的感觉……

疫区与非疫区人群和谐相处

面对来自疫区的同胞时，应抱持以下态度：隔离的是病毒，而不是某个地区的人，要宽容对待来自疫区的同胞们，同时也要注意保护自己。

记住心理咨询的黄金法则——用希望别人对待自己的态度去对

待他人。

如果我们来自疫区,则需要明白接受隔离对于保护自己和他人的重要性,同时认识到自己有合理诉求的权利。

双方该如何进行有效沟通呢?首先要真诚积极地沟通,其次要善于倾听,善于观察对方的非言语行为,善用共情技术——站在对方的角度考虑其处境与需求,进行非暴力沟通。

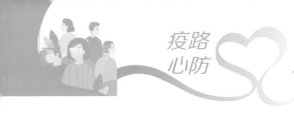

对歧视和排斥说"不"：大学生返校前后的心理准备

潘晓红

　　2020 年的春节注定不平凡，新型冠状病毒肺炎在武汉暴发，并席卷全国。党中央和政府迅速采取有效措施，在全国范围内尽最大可能阻断传染源，切断人群传播。其中最主要的手段之一就是延长春节放假时间，组织员工和学生通过网络居家工作和学习，从而减少人员流动。我们相信，随着管控持续发挥作用，疫情终会过去，社会的运转终会回到正常状态，学生终将返回菁菁校园。

　　我们每个人都有一种终极焦虑——对死亡的恐惧，任何会引发死亡的信号都会引发我们的焦虑。开学后，如果你有同寝室、同班或同校的同学来自疫区，你就会体验到深深的焦虑和恐惧，就会本能地想把他们与自己隔离开，无意之中表现出歧视，作出排斥和孤立等行为，似乎这样就能阻隔危险，保护自己。然而，这些歧视、排斥和孤立对来自疫区的同学而言是莫大的伤害，这种伤害会像病毒一样在人与人之间传播，导致人际信任度降低，甚至引发相互伤害的恶性循环，最终人人自危。

如何避免歧视与被歧视？在返校前后，大学生该做好怎样的心理准备？

非疫区同学需要做好的心理准备

大学生的受教育水平较高，知道不能歧视、排斥和孤立来自疫区的同学。而且，大学生也相信政府和学校会采取严格措施，保障正常上课的同学不被病毒传染。因此，从理性的角度来说，绝大多数大学生相信自己可以与来自疫区的同学正常相处。

然而，理性归理性，很多时候，人们的行为还受感性因素的驱动。"道理我都懂，可我还是害怕啊，万一有漏网之鱼呢？！"如果这是你内心的声音，不用自责，这种想法是正常的。但你可以思考如下问题，在反思中成长：

- 我害怕什么？
- 万一被传染了，我会怎么样？
- 歧视他人的后果是什么？
- 歧视他人能降低我染病的可能性吗？

在思考这些问题的过程中，你就能找到自己内心不能直面的问题，这些问题就是你成长道路上的障碍。只有找到这些问题的答案，你才能越过障碍，更好地成长。

如何才能找到问题的答案，越过成长的障碍呢？一种简单的办法是采用辩证思维，即列出一件事情的好处与坏处。比如，列出歧

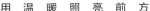
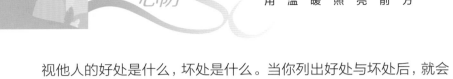
视他人的好处是什么，坏处是什么。当你列出好处与坏处后，就会发现，歧视有百害而无一利。

如果你一想到同寝室的同学来自疫区，就开始害怕、心慌、呼吸急促，请你现在就进行调整，可以寻求专业帮助，比如心理援助热线，专业人员可以帮助你克服恐惧。如果你已经做了很多心理准备，还是忍不住要歧视和孤立他人，那么请为自己预先准备一些应对方案，以便及时觉察自己的行为，转移注意力，平复情绪，最终纠正自己的行为。

疫区同学需要做好的心理准备

生活在疫区的同学顽强地挺过了最艰难的时刻，当疫情防控的胜利到来时，当要返回校园时，这些同学难免忐忑，担心自己重返学校后会遭受同学的歧视、排斥和孤立，会被同学指责自己是造成此次疫情的罪魁祸首。

"凡事预则立，不预则废"，我们需要对未来可能出现的问题做好准备。

首先，我们得承认，此次疫情的暴发与蔓延是既定事实，有很多人受到了伤害。即使疫情结束，还有很多人会心有余悸。他们也许会作出过激的反应，有可能会对我们不友好。对这些问题做好心理建设，就能更好地理解他人的反应。

其次，为不公平的对待准备好应对方案。把我们的心理资源用到怎么解决可能遭遇的问题上，而不是反复思索为什么会这样。前者有助于我们找到解决问题的方案，而后者只能让我们把精力浪费在毫无意义的抱怨与责怪上。当下要做的事情是如何应对被疏远和被歧视。我们可以逐条列出自己的有利条件、可使用的有效资源（包括学校等组织资源）、可进行的活动（比如接受学校安排，进行隔离）等，作出负责任的行为，让自己成为一个有责任心、可信任的人。同时，还需要为自己准备一些预备方案，包括如何调整情绪，处理人际关系，应对学业，等等。

再次，不要对相关信息过度敏感。也许有同学会讲一些有关此次疫情的段子，这些段子可能涉及我们的家乡，让我们感到被冒犯，让我们体验到羞耻和生气，并引发过激行为。但要知道，很多时候，人们的调侃并无恶意，只是我们过于敏感了。由此产生的过激行为反而会让所有人都感到尴尬，从而影响人际关系。对这一问题，我们需要提前做好心理准备，让自己意识到自身的生理反应，比如脸颊发热，意识到之后，我们可以调整呼吸，让自己平静下来。此外，也可预先练习自我调侃，准备一些有意思的段子，参与到有趣的交流中。

最后，也是最重要的，我们需要认识到，这是我们人生中必须经历的一个"坎"。没有人的成长是一帆风顺的，每个人的一生中总有各种各样的坎要过，每跨过一个坎，我们的能力就得以提升，以后再遇到类似的坎，我们就能轻松跨过。因此，我们需要考虑，如何迈过这道坎，如何迈得漂亮，其他的事，就让它随风而去吧。在

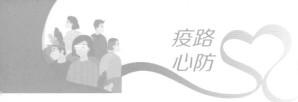
这个过程中，我们也可以进行上文提及的辩证性思考，从"我害怕什么"开始，罗列每件事情的好处与坏处……这些思考既可以涉及我们自己的行为模式、性格特征，也可以涉及我们对国家、人性和生命的认识。

手绘 8: 疫情中师生互动的心理学意义

在疫情防控中的高校, 有一群人天天排摸学生的健康状况, 宣传防控知识, 落实防控措施, 守护学生的健康与安全, 他们就是高校辅导员。

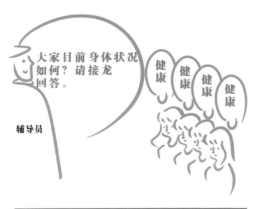

及时反馈可以满足他人的闭合需求

及时反馈

高校辅导员: 大家目前身体状况如何? 请接龙回答。

学生们: 1. 张三: 健康。2. 李四: 健康。3. 王五: 健康。4. 赵六: 健康。……

防疫心理提示

在防疫工作中, 学生的及时反馈既能让辅导员迅速掌握学生近况, 又能满足他人的闭合需求。大家齐心协力, 共克时艰。

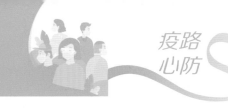

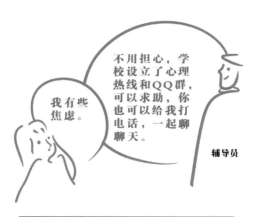

积极寻求社会支持可以缓解焦虑

寻求社会支持

　　学生：我有些焦虑。

　　高校辅导员：不用担心，学校设立了心理热线和 QQ 群，可以求助，你也可以给我打电话，一起聊聊天。

防疫心理提示

　　在防疫工作中，学生因长期生活在封闭空间中，难免会产生焦虑情绪，应鼓励他们及时寻求社会支持。除了校内外的心理咨询服务，辅导员也应发挥心理育人作用，这些措施都有助于缓解学生的焦虑情绪。

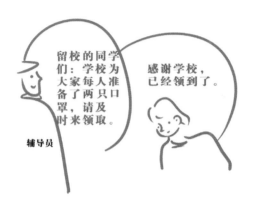

学会感恩是一种积极的心理品质

学会感恩

高校辅导员：留校的同学们，学校为大家每人准备了两只口罩，请及时来领取。

学生们：感谢学校，已经领到了。

防疫心理提示

防疫工作中，高校为寒假留校学生作了充分的后勤准备：用餐送上门，进出测体温，口罩备充足，等等。学生在接受这些服务时，要学会感恩，这是一种积极的心理品质。

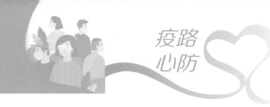
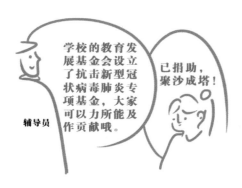

帮助他人可以让双方都更加幸福

助人为乐

高校辅导员：学校的教育发展基金会设立了抗击新型冠状病毒肺炎专项基金，大家可以力所能及作贡献哦。

学生们：已捐助，聚沙成塔！

防疫心理提示

防疫工作中，社会各界积极行动，驰援武汉，广大高校师生的心也被牵动着。高校设立抗击新型冠状病毒肺炎专项基金，鼓励师生力所能及地为这场"战疫"加油鼓劲。在帮助他人时，自身也会获得幸福感。

策划：沈怡廷
文字：庄　瑜　董　镕
绘画：喻里雯

152

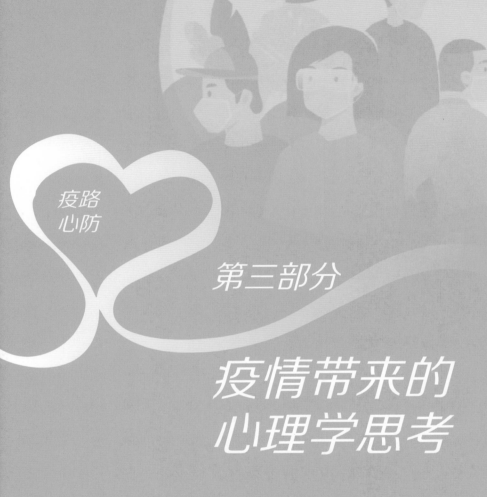

疫路
心防

第三部分

疫情带来的
心理学思考

因疫情而产生的焦虑、恐惧、担忧和沮丧会影响
诸多方面，然而，疫情也让人更多地思考生命的意义、
人生的价值，以及人与人、世界、自然的关系，从而以
更为亲和、有创造性、有价值感和意义感的方式去行
动和生活。

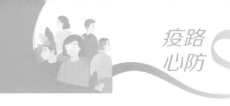
我们究竟在经历什么？
——那些正发生的和被搅动的

李 凌 徐 钧

知止而后有定，定而后能静，静而后能安，安而后能虑，虑而后能得。

——《大学》

2020，本是充满浪漫遐想的一年，未料庚子之初却始于一个多事之冬，一时间春节被戏称为"春劫"，仿佛年兽复归，流言四起，人心惶惶。

王阳明在《与滁阳诸生书并问答语》中曾说："纷杂思虑，亦强禁绝不得，只就思虑萌动处省察克治，到天理精明后，有个物各付物的意思，自然精专，无纷杂之念。《大学》所谓'知止而后有定'也。"心理学临床实践也表明，战胜恐惧，最好的办法就是看见它，面对它，穿越它。所以，在这个非常时期，让我们一起来看清楚，我们究竟在经历什么。不仅向外看事，而且反身内观于己于心，以求澄明镇定，处变不惊，临危不乱。（请带着你的体验来读后面的文字，并尝试和这些体验多待一会儿——视它们为信使、为朋友。）

第一，这是一场疫情，危及生死，所以搅动了我们最深的死亡恐惧。只是在"怕死"面前，表现可能各异：有人适度，有人过激；有人内心的惶惑一览无余，如灾难化想法、极度恐慌情绪、过度防护行为，有人则可能呈现截然相反的状态，如麻木、否认、情感隔离、盲目乐观和大无畏、冒险行为等，即反向形成；更多的人是在希望和绝望之间起起落落。否认、愤怒、讨价还价、悲伤、接纳，面对疑难杂症和死亡所要经历的心理阶段，每个人都可能会或深或浅地感受一遍。因记忆和想象，搅扰我们的不仅是当下和实际的丧失，还可能有旧伤，有预期的丧失。

第二，这场疫情突如其来，且来势汹汹。对它的理解和应对，在我们的经验之内——如非典型性肺炎、埃博拉病毒、黑死病，又在我们的经验之外——有相似却又不同。它打乱我们的节奏与计划，又需要我们快速作出调整，紧急状况下的重要决策对我们的能力和资源都是巨大的挑战，对个人，对社会，对组织部门，对城市，甚至对国家，都同理。轻重取舍绝非易事，慌乱与迷茫在所难免。需要快速反应，也真的需要时间权衡，甚至试错也是必然且必需的，容错率却极低。

第三，这场新型冠状病毒肺炎疫情涉及一种传染性疾病，所以会人人自危，又彼此关联，牵动一系列大众连锁反应。"一传十，十传百""呼吸与共""命运共同体"……一下变得如此写实且画面感十足。但因为共担的是风险甚至灾难，可能唤起的是末世情结，反而增加恐慌和无力感。

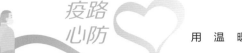
第四，新型冠状病毒会人传染人，尤其在当前，这已是主要的传染途径。而这会搅动人和人之间的关系，使大家在交往中变得敏感起来。隔离，本是传染性疾病最有效的防治手段之一，但在我们这个重人情的文化中，尤其又碰上团圆欢聚的春节，就会显得不近情理，使隔离变得困难起来：疑似患者或确诊患者感觉自己被嫌弃，被抛弃，会伤心和难过，但若真传染他人又会自罪、自责；家人和朋友会纠结，会内疚，会害怕担上不仁不义的骂名，但若真被传染，又难免气恼、怨恨。此外，在陌生人之间，可能会表现出强烈的社会排斥，谈武汉（人）色变就是最典型的例子。我们自己承受不了的恐惧转变为愤怒，正好找个"倒霉蛋"投射出去，使之成为替罪羊。原本不相干的人，因为一种病而可能被视为"谋财害命"的敌人，或者被直接等同于疾病本身——将他们去个性化、非人化，以此降低人们的焦虑，保全人的主体性、健康乃至清白；被排斥者当然会委屈、悲哀、愤懑，觉得不公平，甚至心生恨意。这些情绪又会导致人际紧张，诱发人际冲突。

这是在互联网时代，特别是自媒体高度发达的时代发生的一场疫情。发达的网络在防疫、抗疫中功不可没，但同样引发了另一场狼烟四起的"疫情"——信息的和情绪的。在网络世界，一切都会被呈现，被放大，被随意编辑，被交互建构。我们足不出户，但可神游九州，意达全球。各种信息铺天盖地，不断更迭，又真假难辨，我们都被裹挟其中，来不及消化，来不及辨识，来不及思考，甚至可能转手传递，依照各自口味添油加醋。各种情绪相互感染，起起落落，游游荡荡：时而焦灼，时而敞亮；时而信心满满，时而悲观绝望；时而温暖、感激，时而义愤填膺。我们互扶互助、抱团取暖、群策群力、同仇敌忾，我们也嫉妒和猜疑、歧视和攻击、信谣和传谣、扩散恐慌。无论我们的本职是什么，有什么样的专长，身处何地，境况如何，这些天，借助互联网，我们都变身为民间科学家、监工、消息灵通人士、新闻发言人、居委会主任、纪检干部、爱心天使、躁郁症患者……有意无意中，我们摆荡于受害者、拯救者和施害者之间，全知全能又无能为力，于非常时期对生命和社会产生或直接或间接的（替代性的）浓缩体验。

综上，这就是我们正在经历的，在互联网时代发生的一场突如其来、来势汹汹、会人传人的传染性疾病导致的疫情。它直击人的根本，一通搅扰，甚至如鲁迅所言，"要榨出皮袍下面藏着的'小'来"。有人说，危急时刻总是会考验人性，而人性并不总是经得起考验。更确切地说，危机只是让我们更淋漓尽致地呈现本性，看清我们保全自己的强烈的内在动力以及为此会做出的种种努力，而这也是值得理解、体恤和接纳的。简单的贬斥和压抑并不能抹杀我们的"脆弱"和"自私"，唯有正视，才可以让它们得以安顿，然后给智慧和友善腾出空间。

恐惧管理理论的诸多研究也证明，人类对死亡的恐惧和担忧会影响包括信仰和行为在内的很多方面，一方面可能会让人类产生偏见，产生群体性冲突，甚至产生恐怖主义和侵略性行动，等等；另一方面，也可以让人更多地思考生命的意义、人生的价值、人与人／世

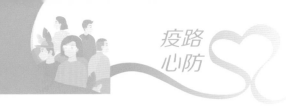

界 / 自然的关系，然后以更为亲和、有创造性、有价值感和意义感的方式去行为和生活。在面对疫情的慌乱体验和纷杂调适中，我们已经看到这些不同的方向，同样也看到了希望。

前几日看到徐钧老师的一段分享，恰好也是从大生态的角度，于纷乱中归根守静、归序生慧的隐喻故事，一并呈现于此：

荣格讲过一个卫贤礼在中国遇到道士的故事：中国某个山村遭遇干旱天气，村里请了一位来自最边远之处的祈雨法师——当然是要这样，因为我们永远不会相信住在自己地区的先知，他必须来自远方。他来了，他发现这个村庄处在一个糟糕的状态：牛快死了，植被快枯萎了，人受到了疾病的侵袭。人们围在他的周围，十分好奇他会做什么。他说："嗯，给我一间小屋，让我独自安静几天。"然后他就进了小屋。第一天，第二天，到了第三天，天开始下雨，他出来了。人们问他："你做了什么？""啊，"他说，"非常简单，我什么也没做。""但是，"村民们说，"现在在下雨。发生了什么事？"他解释道："我来自一个在道、在平衡状态的地方。我们有雨，我们有阳光。没有东西是无序的。我来到你们的地方，发现这里很混乱。生活的节奏受到了干扰，当我来到这里，我也受到了干扰。所有东西都影响到了我，而我马上就失调了。我可以怎么做呢？我要求一间小屋，独自待在那里冥想，把自我理顺。然后，当我能够把自己调整好了，周围所有的事物就都顺了。现在我们在道中，由于缺失了雨，现在就下雨了。"

这几天大家都待在家里，等于闭关。闭关退思自己，是难得的机会。大部分中国人今年春节都像在闭关。集体闭关，而阴阳方归复平衡。如果手机也少看些，心就更静了，天地平衡。

《道德经》有云：致虚极，守静笃。万物并作，吾以观复。夫物芸芸，各复归其根。归根曰静，静曰复命。复命曰常，知常曰明。不知常，妄作凶。知常容，容乃公，公乃全，全乃天，天乃道，道乃久，没身不殆。

愿我们从这场特殊的经历中获得悲悯、敬畏与智慧。

这个世界没你想的那么糟糕

汪晨波

发生疫情已经够糟糕了，每天还要刷到各种社会负面新闻。很多人看到这些新闻，既震惊又愤怒；愤怒之余，甚至开始怀疑自己，怀疑这个世界还会好吗？！

也许你不信，但事实就是，这个世界没你想的那么糟糕。

当你感觉这个世界糟透了

疫情暴发后，几乎每天都有各种负面信息，很多人产生了强烈的愤怒感。

不得不承认，这个世界在当前这个时刻确实是糟糕的。新型冠状病毒肺炎疫情暴发后，已有几万人受感染，数百人因此丧命，数亿人被迫待在家里，情况的确很糟糕。同时，在这场国际关注的突发公共卫生事件中，暴露出很多管理方面的缺陷，形成小范围内的糟糕局面，这是客观事实。但是，需要提醒大家，这种感知到的糟糕程度是过度的！过度一说，源于三方面原因。

第一，由于注意偏差，人们会关注更多的负面信息。在社会认知中，消极信息比积极信息更能引起人们的注意，人们也更容易转发负面消息，以保护自己，免遭欺骗与玩弄。

第二，人们强化了负面信息，以对当前不利处境归因。面对突如其来的疫情，寻找罪魁祸首是顺理成章之事。瞒报、谎报疫情，政府部门决策不当，公益机构不作为，便成为人们主动找寻、普遍关注的议题。

第三，由于群体极化效应，极端的情绪更容易传播。一方面，怒不可遏、感激涕零等极端情绪更容易"脱颖而出"；另一方面，每个人都在网上表达一点负面情绪，经过叠加，人们会感受到比实际更为强烈的负性情绪。

为什么这个世界没那么糟糕？

首先，因为注意偏差，人们忽略了很多积极的方面。疫情暴发后，一支支医疗救援队义无反顾地奔赴武汉，航空公司包机接回滞留在海外的湖北公民，从政府到社区，再到民间团体，民众上下一心，并肩作战。情况有好有坏，不过是一枚硬币的两面。

其次，一个残酷的事实是，这个世界从来都是不完美的。出事之前没有你想的那么好，出事之后也没你想的那么坏，这就是它本来的样子。这种突然变糟糕的感觉很可能是我们在这一刻从主观上对社会现实的重新建构，它不一定是客观现实。

最后，暴露问题是好事，解决问题之后，这个世界就会变得更

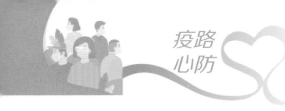
好。不尽责的官员被免职了,某种药物的药效引起了激烈争议,一些慈善机构正受到前所未有的质疑与调查……国家治理体系和治理能力的现代化,非政府组织运行的规范化,就是在这样一起起事件中推进的。

这个世界并不糟糕的意义

第一,希望缓解你愤怒的情绪。心理学研究表明,在危机事件中,人们普遍比平时更容易产生负性情绪,主要包括恐惧、易怒、麻木等。面对不公正,适度表达愤怒无可厚非,但持续的愤怒会引起偏激行为,损害身心健康。

第二,希望改变你悲观的预期。祸兮,福之所倚。面对不尽如人意的现状,我们不妥协,也不绝望,努力去做,就能改变。病毒会被控制,疫情会消失,渎职人员会被问责,体制也会完善。我们组成了这个世界:我们怎样,这个世界就会怎样。

第三,实事求是,这个世界的确没有你想的那么糟糕。

鲁迅先生曾说:"愿中国青年都摆脱冷气,只是向上走,不必听自暴自弃者流的话。能做事的做事,能发声的发声。有一分热,发一分光,就令萤火一般,也可以在黑暗里发一点光,不必等候炬火。"

这个世界还会好吗?当然会。

只要你好,这个世界就会好!

疫情下的焦虑：一次存在反思的机会

张　亚

　　鼠年疫情来势汹汹，尽管在少出门或不出门，做好防护的前提下，我们和武汉地区的同胞或疑似患者相比，所面临的感染威胁较小，但是可能的威胁依然会唤醒我们的生存本能，引发我们的焦虑。隔离在家期间，你是否感受到如下焦虑和烦恼？

　　疫情发展急转直下后，不少爸爸妈妈都存在这样的焦虑：疫情还没有全面暴发前，带孩子去过游乐场，甚至外出旅游过，身边会不会曾有潜在的病毒携带者？如果孩子真的出了问题，自己该怎么办？甚至有些妈妈开始强迫性回忆各种片段，根本无法入睡。后来微博上有消息称，光戴口罩还不够，还要戴护目镜，他们又想到自己此前出门去超市时只戴了口罩，万一被传染了，该怎么办？

　　疫情暴发前回到老家的大学生们，本来年前约好了各路好友，即将开始难得的聚会，吃吃喝喝过大年，没想到疫情暴发后不得不宅在家里，筹划多时的聚会取消了，每天困在家中，学校还不许提前返校，只能忍受父母的唠叨："起床啦，吃饭啦！""你怎么还在看手机？""怎么这么颓废，哪里像个大学生！"……感觉疫情没把自己弄疯，家人把自己弄疯了。

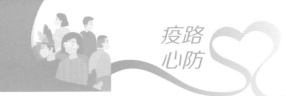
　　一直习惯了忙碌不停的职场人士，在疫情暴发后不得不宅在家里，开始各种闲不住，像一直高速旋转的陀螺突然停下来，有点不知所措。有些人变得特别懒散，情绪低落，觉得自己什么都做不了，像个没有用的人。某些瞬间里，他们甚至开始莫名其妙地怀疑人生，自己想想都觉得有点可笑。

　　出不了门的叔叔阿姨们，没法和亲戚们聚会，只能在家玩手机。面对网上复杂、矛盾的小道消息，有些人没法分辨真假，觉得末日要来临了，他们变得惊慌失措，愤世嫉俗。有的甚至听信各种谣言，开始囤积食物，出现失眠、烦躁、脾气暴躁等问题。

　　是的，我们不得不隔离在家，不得不面对平时可以通过各种方式逃避的主题，比如生命本身的脆弱、难以面对的亲密关系、生命的意义感等。我们并不需要奋战在对抗疫情的第一线，并没有家属或亲人感染新型冠状病毒，在少出门或不出门、戴口罩和勤洗手的前提下，我们更多需要面对的是内心的恐惧和焦虑；隔离在家的事实让我们每个人都有一段时间必须面对自己的各种关系和欲望，反思生命本身。可以说，鼠年疫情里人人都能感受到的焦虑，是一次存在反思的机会。

我们的存在本身就是焦虑

　　是疫情让我们焦虑吗？存在取向的心理咨询师可能并不赞成这个看似显而易见的结论。我们的存在本身就是焦虑，存在焦虑的来源有三个。

其一，每个人都会死，而且死亡往往比我们预期的来得早。然而，除了那些看似"怪异"的哲学家，谁平时有事没事会思考死亡？

其二，生命本身的无意义感。我们每个人都努力做些让生命有意义的事情，比如爱别人，获得成就，有新鲜的体验，等等。但是，当我们诚实地询问自己，生命到底有没有意义时，是不是依然得承认，我们只是在创造属于个体或群体的意义？

其三，孤独。无论我们与他人多么亲密，无论我们可以如何与他人分享体验，实际上，一个人不可能完全了解另一个人。这些无处不在的共同之处构成了我们生命的真相，即生命的有限性。[①]

从逃避焦虑到直视骄阳

试问，我们平时如何面对这些存在焦虑？各个文化中都有各种方式鼓励我们逃避存在焦虑，例如："未知生，焉知死？"

从工作狂到吃喝玩乐，从喜欢谈恋爱到岁月静好的婚姻生活，只要不去想这些艰涩的真相，你我有一千种方法逃避存在焦虑。如今面对疫情，我们每个人都被强制拉到了生命有限性的面前，不得不面对这些存在焦虑。不同的个体看似面对自己不同的主题，或是害怕丧失亲人，或是难以面对关系，或是重新审视自己习以为常的

---

① Prochaska，J. O.，& Norcross，J. C.（2014）. *Systems of psychotherapy: A transtheoretical analysis（Eighth edition）*. Cengage Learning.

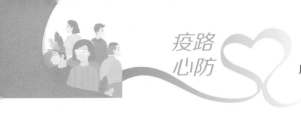

活法，其实都是在面对存在本身的孤独与无意义感，面对无时无刻不在我们身边的死亡阴影。

直面死亡有可能极大地丰富你的人生

大多数帮助你抗焦虑的心理处方都会建议你深呼吸或转移注意力，另一条更彻底的道路是，从这种疫情下的焦虑情绪开始，问问自己："我在焦虑什么？关于死亡，我最害怕的是什么？""如果还有机会，我想要在无意义中创造怎样的人生意义？"当你这样做时，你已经在进行存在反思了。

存在心理治疗师在临床工作中发现，重新反思生命有限性能够引发重要的个人改变。一些重大的生活事件往往能引发我们的觉醒体验，比如丧失亲人，患有危及生命的疾病，面临可能的创伤，一些重要的生命里程碑，亲密关系的破裂，子女离家，失业，退休，等等。[①] 这些可能并不愉快的生命经历却如同阳光照进了密林，引发个体的觉醒与重要的个人改变。

疫情下我们不得不面对可能的生命威胁，这给了我们一次存在反思的机会，像是多了一个全新的视角看待自己的处境。比如有人会意识到，"某些瞬间里，我有点觉得自己活了三十多年，忙得像个陀螺，实在有点可笑"。一束新的意识之光照进来，照亮了本来习以为常的自我，也许，我们还可以再问问自己："等疫情过去，过怎样

---

① 欧文·亚龙 . *直视骄阳* . 北京：中国轻工业出版社，2018.

的人生你会对自己更满意？"

越不能充分体验生活，就越害怕死亡

萨特（Jean-Paul Sartre）在他的自传里写道："我平静地走向人生的终点，让我把心脏的最后一次跳动印刻在我最后一页作品上，死亡只能带走我的尸体。"

历史上有多少人能做到这样？对死亡毫无恐惧，甚至"死得其所，快哉快哉"（谭嗣同语）。

临床工作者发现，个案对死亡的恐惧常常与人生虚度的感觉紧密相联。[1] 元分析研究支持死亡恐惧与疑病症和无法用医学原因解释的疾病显著相关。[2] 换句话说，你越不能充分体验生活，就越害怕死亡。

存在取向的心理治疗师强调，对死亡保持觉察，拥抱这人生阴影，可能会让你受益匪浅，鼓励我们在还拥有人生时，来拓展、丰富人生。实际上，想要过上真正有价值的生活，对他人充满悲悯，对周围的一切心怀挚爱，唯一的途径是去觉知，觉知当下所经历的一切都会随风而逝。

---

[1] 欧文·亚龙. 直视骄阳. 北京: 中国轻工业出版社, 2018.

[2] Stegge, B. M., Tak, L. M., Rosmalen, J. G. M., & Voshaar, R. C. O. (2018). Death anxiety and its association with hypochondriasis and medically unexplained symptoms: A systematic review. *Journal of Psychosomatic Research*, *115*, 58–65.

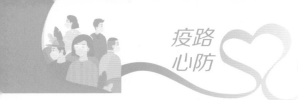
　　我们面临的焦虑更多是想象中的，和武汉地区的同胞或疑似患者相比，我们所面临的死亡威胁较小；和奋战在一线的医疗工作者相比，我们如今宅在家里是能够想象到的最奢侈的鼠年春节过法。更重要的是，面对这次疫情，我们人类作为一个整体也必须进行反思，是什么把我们带入这样的困境？

　　雪崩时没有一片雪花是无辜的，作为人类共同体，如果我们再不放弃自己的全知全能、绝对正确的妄想，下一个庚子年时，我们是否还有机会进行奢侈的存在反思？我们是否还有生存机会重新学习如何与病毒、与自然相处？

手绘 9：影视中的心理防疫启发

　　自 1905 年中国第一部电影《定军山》在北京丰泰照相馆播映，中国电影已经走过整整 115 年的历程。这四部中国影视作品，展现了中国人在面对危情时表现出的团结和力量。

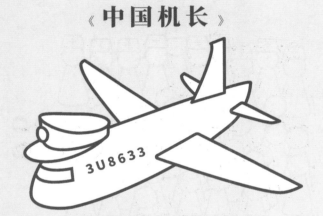

《中国机长》

不畏困难 沉着冷静

《中国机长》

　　该片根据 2018 年 5 月 14 日四川航空成功处置特情的真实事件改编。它讲述了四川航空 3U8633 航班机组成员和 119 名乘客遭遇极端险情，在万米高空直面强风、低温、座舱释压等多重考验。生死关头，机组成员临危不乱，乘客通力配合，各方众志成城，化险为夷，创造了世界民航史上的奇迹。

防疫心理提示

　　共同面对新型冠状病毒肺炎，我们需要同向同行，不畏困难，沉着冷静，才能取得最后的胜利。

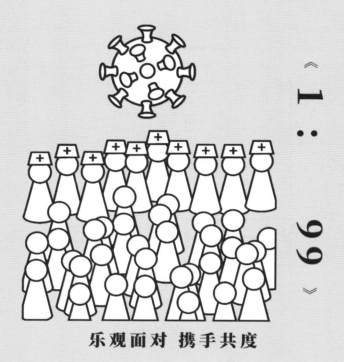

乐观面对 携手共度

《1：99 电影行动》

2003 年，全民深受非典型性肺炎疫情的困扰，香港电影工作者总会邀请 15 位导演，集合香港演艺界精英，拍摄了 11 条励志短片。短片选取的角色多为大家熟悉的形象，如麦兜、老夫子等，充满亲切感。

防疫心理提示

面对疫情，正如影片所传扬的人文精神，我们要保有积极乐观的心态，携手共度艰难时刻。请相信，用"99"的力量，定能战胜只余"1"的病毒。

《急诊室故事》

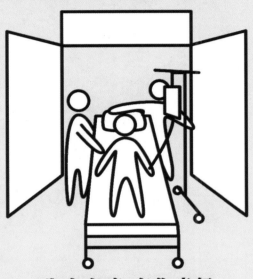

生命有痛　有你真好

《急诊室故事》

　　这是上海东方卫视的一部纪实片，用全球最先进的固定摄像技术，每周 7 天，每天 24 小时直击急诊室里的故事，通过深入挖掘真实又充满人道主义精神的救治故事，记录人生百态，凸显生命的力量。

防疫心理提示

　　医生和护士是奋战在抗疫一线的战士，他们是白衣天使，是健康和生命的守护者。医患间相互支持，相互鼓励，共同努力，一定能战胜病毒。

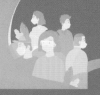
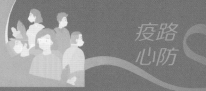

《流浪地球》

敬畏生命 敬畏自然

《流浪地球》

　　电影根据刘慈欣同名小说改编。故事设定在 2075 年，太阳即将毁灭，地球已经不适合人类生存，于是人类开启"流浪地球"计划，寻找人类的新家园。影片体现的是流浪地球时代的年轻人挺身而出，展开争分夺秒的拯救地球生死之战。

防疫心理提示

　　在疾病与困厄面前，我们应该科学地认识新发传染病，及时就医，做好防护。同时，我们也要反思自身，敬畏生命，敬畏自然。

策划：庄　瑜
文字：庄　瑜　李　婕
手绘：胡若昀

疫情防控中的社会心态引导

席居哲

近日来，新型冠状病毒肺炎疫情持续蔓延。作为心理学工作者，我们认为在落实早发现、早报告、早隔离、早治疗和集中救治措施的同时，也必须高度关注新型冠状病毒肺炎疫情下的社会心态，加强对大众心态的引导，以利于形成"全民同防控"的社会心理氛围，为尽快打赢这场疫情攻坚战奠定社会心理基础。

疫情下需要关注的社会心态

从目前情况看，要高度注意以下心态。

一是侥幸心态。这是一种觉得"病不会落到自己头上"的过于乐观的心态。其表现是：到过预警地域的人，认为自己在当地没有长时间停留，接触的人也不多，从概率上看自己不会那么容易倒霉"中招"。这种侥幸心态往往会导致瞒报自己的实际行程，我行我素地想去哪儿就去哪儿，态度上无所谓，行动上缺乏约束，这无疑为新型冠状病毒的传播埋下了不定时炸弹，导致所谓的"防不胜防"，增加失控风险，这也是当前新型冠状病毒肺炎疫情防控的最大难点。

二是恐慌心态。这是一种过于害怕因而觉得"随时病会上身"的非理性心态。有这种心态的人，整天担心自己会被传染上，对接触的人过于敏感多疑，将自己封闭在一个固定的区域里（比如卧室内），拒绝与外界接触，甚至影响自己的日常生活和社会心理功能。他们会持续不停地了解疫情进展和报告，不加分辨、不加选择地全盘接受各类消息，从而进一步增加自己的恐慌。这类人有一种"惶惶不可终日"的感觉，对身体变化过于警觉，哪怕有一丁点风吹草动（比如干咳一声），就觉得自己好像被传染了，反反复复要去检查和确诊，增加无谓的医疗成本，争占医疗资源。

三是围观心态。此即所谓的"吃瓜群众"心态。"吃瓜群众"的围观心态原指网民对事情不了解，对讨论、发言以及各种声音持"围观"的态度。紧随围观心态的是事不关己的行动上的不卷入，这显然不利于形成"全民同防控"的新型冠状病毒肺炎疫情防控体系。最重要的是，由于围观，还会让一些不实消息和虚假报道演变成民间所谓"重磅发布""真相频道"的传闻，进而扰乱整个社会心态，甚或构成更严重的消极影响，牵绊新型冠状病毒肺炎疫情防控工作的进程。

四是猎奇心态。在全媒体时代，人人都可以成为第一现场的新闻播报员。对于一些场景，人们录像、拍照、发朋友圈……有些人根据一个片段或一张照片，用一些臆测语言或者夸大其词来博得围观和关注，以不明就里便信口开河的播报为自己圈粉，增加人气和点击量。更有甚者，明知道自己也不明真相，仍然进行不实传播，这在疫情背景下极易造成"滚雪球"效应。社会为了消除这种不实消息的不利影响，还需要挤占公用资源进行"辟谣"和"情况说明"，这也会牵制新型冠状病毒肺炎疫情防控的资源。

如何形成利于疫情防控的社会心态？

面对新型冠状病毒肺炎疫情，如何避免因侥幸、恐慌、围观、猎奇心态而产生的负面影响，形成理性的、利于疫情防控的社会心态呢？

第一，尽快建构并发布新型冠状病毒肺炎核心知识。核心知识涉及对事物或领域本质特征的精要阐释，从核心病征、诊治指南、传播途径、防控要点等方面说明新型冠状病毒肺炎疫情防控，并根据最新发现不断精细化。国家在此方面已经做了大量工作，比如，国家卫生健康委员会开辟了"全力做好新型冠状病毒肺炎疫情防控工作"的网页，开辟了"疫情通报"和"防控动态"专栏。核心知识与信息的发布有利于减少信息的不确定性，减少大众的恐慌心理。

第二，维护良好的网络秩序，确保信息发布源的权威性。大力做好网络秩序维护工作，始终以官方发布为权威信息源，各类媒介均应以此为自觉共识，防范不实信息的传播，开展特别时期的网络环境营造工作。要充分重视全媒体社会背景下信息的客观性、及时性和权威性，并定时发布，做好经由网络信息对大众心态的引导工

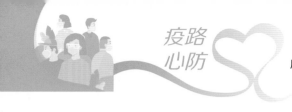

作，形成"万众一心，众志成城"应对新型冠状病毒肺炎疫情的网络氛围。

　　第三，做好新型冠状病毒肺炎疫情相关的社会心理服务工作。新型冠状病毒肺炎疫情是一个社会应激事件，带来一系列严峻挑战。对于确诊病人，除了做好医学治疗之外，也要对他们做好心理辅导，使他们有积极的应对心态，增强他们战胜新型冠状病毒肺炎的信心；对于不幸逝者的家属，做好心理抚慰工作，同时引导他们在表达哀伤时勿忘疾病防控；对于疑似病例，除隔离与医学检查外，也要注意给予他们心理关爱，让他们体会到来自社会的温暖和力量；做好疫情波及者（确诊病例及疑似病例）家属的心理防护，使他们保持心绪稳定，全力支持家人战胜疾病。特别要做好一线工作者（各级相关职能部门和医务人员）的心理防护工作，使他们在付出努力的同时，有策略地应对工作压力，注意风险防范，提升工作效率。

　　根据专家研判，新型冠状病毒肺炎确定会通过人来传播。这次的新型冠状病毒肺炎疫情正值中国农历新年，全国人员流动量大，这增加了新型冠状病毒的传播风险。加强社会心态引导，做好心理服务，不仅有利于防范新型冠状病毒传播风险，更有利于巩固和加强疫情防控工作成效。

　　我们相信，在党和国家的系统部署下，在全国人民的共同努力下，特别是在全国医学工作者的专业工作下，面对新型冠状病毒肺炎疫情，积极应对，科学防控，我们一定能打赢这场疫情防控阻击战。

疫情来袭，心理急救来支招

王继堃

此次新型冠状病毒肺炎疫情是一次公共卫生危机事件，它给全民带来了一次身体和心理上的考验。在危急之时，除了全社会积极救助躯体疾病之外，心理急救也需要参与其中，发挥作用。心理急救旨在为经历过极度痛苦的人们提供心理援助，并在救援工作中尊重受助者的尊严、文化和权利。心理援助的内容包含社会支持和心理支持等。

群体性应激反应的特点

按照医学心理学关于应激的理论，个体层面的应激反应大致可以分为警觉期、抵抗期和衰竭期。该理论也可以用来描述社会群体的应激反应。适当的应激反应是必要的，但群体水平上过早、过长、过强或过弱的应激反应都是不利的。在疫情引起的应激反应中，应激不足和应激过度这两种反应，对个体身心健康和社会情绪稳定都是不利的。

应激不足，表现为思想麻痹大意，反应迟缓，进入不了警觉期。

例如，在了解疫情信息和预防病毒感染的信息之后，依然拒绝戴口罩，不洗手，认为无所谓；或者已经有发热、咽痛，来自疫区，却无视疫情相关信息，不但不做恰当的自我隔离，还用各种方法隐瞒自己发热的信息，依然四处旅行，毫不在意自己有可能将病毒传染给无辜的人，甚至导致疫情扩散。

应激过度，表现为应对措施过猛，管理信息拥堵，公众恐慌等。在面对疫情危机的时候，患者及家属可能出现急需处理的精神类问题，包括情绪激愤、冲动伤人等，把对疾病和求助过程中的怨恨、无助和愤怒宣泄到医护人员等救援人员身上。应急部门的人员以及医护人员，也可能由于在处理疫情和救治患者过程中的过度紧张、劳累、心理压力，以及来自患者的误解和冲动行为等，自身出现一些心理不适。

心理急救要用生物—心理—社会医学模式作为指导思想，充分认识社会—心理因素在预防、预警、预报以及对疾病和社会人群进行有效控制，重建正常社会生活和消除后遗问题等方面的重要意义，并且采取相应的措施。疫情发生期间，个体层面的应激和社会层面的应急措施，贵在神速、灵活，有的放矢，注重实效。

社会认知与情绪的调控

应对重大突发公共卫生事件，需要万众一心，众志成城。我国幅员辽阔，社会经济发展水平很不平衡，客观上存在亚文化地域和亚文化群体，14亿人口的个体行为更是千差万别，不同地域又有着丰富的社会面貌和社会生活内容。管理这样一种具有多元化、网络化特征的复杂系统，在制定和实施应急机制时，应该保持强大的自上而下的控制力，同时强化对公众的服务和帮助功能。控制与帮助相辅相成，缺一不可。心理急救作为行之有效的使用技术，可以帮助政府实现高效的疫情应对活动。

例如，可以在政府疫情防控的总体统筹下，由几大心理学会牵头，各地精神卫生中心协助，为社会机构人员介入心理急救工作提供岗前培训。每个参与心理急救的社会平台需要建立管理、督导、培训、支持体系和梯队，以保证有序、科学的心理急救工作的开展。

心理救援系统的建立与运作

我国有从中央到地方的高效、统一的社会管理系统。在此强大的基础之上，可以利用各种社会力量，建立扩展的心理卫生和社会支持系统。

第一，突发事件应急处理指挥系统应包含心理干预要素。心理卫生工作者应该加入指挥系统，成为指挥或咨询、督导、执行的人员；有条件的情况下，应设立专门的心理问题处理部门，负责心理干预措施的制订和落实。

第二，突发事件的心理监测与预警。针对重点地区和人群，结

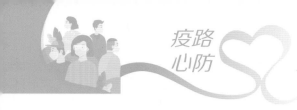

合疫情的风险因素发展态势，运用观察、现场调查、回顾性调查、前瞻性调查、媒体分析、文献资料分析等方法，向决策部门和公众提出预警报告和相应心理干预的建议。

第三，突发事件中心理状态信息的分析报告制度。突发事件发生后，及时、广泛、深入地了解相关个体和群体层面的心理行为反应，并向有关部门提交分析报告和建议。

第四，突发事件的心理应急处理技术。对突发事件进行分级，实施应急处理工作方案。制订的方案应包括以下内容：

· 鉴于隔离原则，针对个体和群体的危机干预技术主要通过电话和视频等方法开展。

· 沟通交流技术、支持性心理治疗技术、心理健康教育技术。

· 识别严重心理障碍和建议转诊、会诊的技术，常用精神科药物技术。

· 现场控制技术以及应急处理队伍的心理健康管理技术。

· 科普和宣传新型冠状病毒肺炎防治措施的指导，以及正确应对疫情危机的心理自助方法。

· 心理支持中，通过发挥倾听、支持及人际连接功能，协助放松心情，给予情绪疏导，避免过度干预。

· 结合本土文化特点的个人或团体网络心理危机干预，例如眼动脱敏与再处理疗法、正念、聚焦、危机干预等方法，以及保险箱技术、心灵花园、安全岛等稳定化技术。

疫情发生后的心理急救服务

组织管理工作是心理急救的重要组成部分。心理急救工作应与当地政府、与救援相关的各级组织机构建立良好的合作关系，根据当地需求，建立共同干预工作组，按照救援的阶段和需求制订工作计划。

心理急救是为心理遭受严重打击或需要支持的人提供人性化支持和切实帮助，具体包括以下内容：

- 尊重受助者的安全、尊严和权利。
- 救护者调整自己的行为以适应受助者的文化背景。
- 了解其他紧急应对措施。
- 救护者照顾好自己，采用轮班制，避免过度疲劳以及因服务危机人群而产生的心理耗竭。
- 参与心理急救的社会平台提供给心理助人者的督导、支持、辅导等。

疫情心理急救需要针对不同人群的特点及需求，开展有针对性的心理救援工作：

- 通过网络等媒体，面向社区民众开展应对疫情的心理建设指导，进行针对社会大众的心理科普宣传，稳定群众情绪。
- 照顾医护人员的心理状态，稳定情绪，提供心理支持。鉴于隔离原则，目前以网络形式为主，还包括电话、视频等，必要时也可以开展支持医护人员的巴林特小组活动（一种训练医生处理医患关

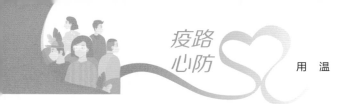
系的方法，组员分享自己的感受和想法，帮助医生更好地理解患者，理解自己在医患关系中的作用）。

· 稳定患者及其家属的情绪和心态。

· 识别具有应激伴发的各种认知、情绪、行为等问题的高危人群，必要时转诊精神科，或精神科院内进行会诊服务，提供精神医学处理、药物治疗、危机干预、心理援助与指导、心理治疗等。

重视疫情信息传播带来的间接心理创伤

张 麒

随着防疫措施的跟上，新型冠状病毒肺炎疫情本身的影响逐渐可控，但疫情带来的心理恐惧会因为信息的传播而不断放大，这将是更大的公共危机。

抗击新型冠状病毒肺炎疫情的热点时期，各地每天都在通报疫情发展的最新数据，各类抗击疫情的新闻、微博、微信等也活跃于朋友圈，其中包括领导的关心、专家的解说与指导、一线人员的感人故事以及各种相关的"黑色幽默"，这些信息传递着抗击疫情的正能量。但与此同时，我们也会收到各种封城、断运的信息和图片，缺少医生和床位短缺的消息，口罩等医疗物资耗尽的救助信息……这一系列信息都在呈现一个事实：疫情很严重！

正值中国农历新年，原本这个喜气洋洋的重要节日，因为疫情取消了绝大多数的公众庆典，大家被告知留在家中是抗击疫情的最好方式，大街小巷、影院和商场全都冷冷清清。大街上能看到的都是戴着口罩匆匆走过的身影，节后返程的严格管理也会引起人们对防疫情势的持续关注。这些事实都在加深大家的一个印象：疫情波及很大，很严重！

值得一提的是，由于人们都在家中，是通过网络间接地关注事态的发展，就不免带着各自的揣测，可能扩散了被情绪加工后夸大的信息，这让人越来越紧张不安。随着时间的推移，人们变得惶恐，应激反应变得更加激烈，这就是疫情信息带来的间接心理创伤，而间接心理创伤对人们的影响更大，伤害也更大。要知道，对恐惧的恐惧是更可怕的恐惧，会让人失去理智，沉浸于自己构想的恐惧中，疫情的心理影响被进一步放大，由此可能导致行为失常，继而引发混乱和恐慌。

面对疫情信息可能造成的间接心理创伤，作为普通市民，我们可以做些什么？

首先，我们要达成一个共识：疫情虽然严重，但是疫情总有结束的一刻。病毒的传播本身具有生命周期，此次新型冠状病毒肺炎与西班牙流感、非典型性肺炎一样，总会过去。随着专业人士的介入，政府保障大众安全的一系列举措到位，疫情可能会加快结束。我们作为疫情中的普通人，要努力克制自己不做盲目跟风的行为，不做各类非权威渠道信息的传播者，不让非客观的、片面的信息遮蔽权威信息。

其次，不妨静下心来，好好读几篇关于新型冠状病毒肺炎的科普文章，了解它的传染方式、致病和致死的主要原因、疫情中后期的预防方法，以及相关的心理防护与干预知识。搞清楚这些，能帮助自己更好地自我保护，有余力的话，还可以帮助身边的亲人、朋友，共同采取有效的预防行为。

最后，可以更多关注生活方式、过节方式改变后带来的生活新气象。比如，生活节奏是否变缓？是否能够充足睡眠？平日没有时间做的事，是否有机会开始尝试？是否有机会和家人更多地坐在一起，看电视或喝茶？平时没有时间整理的电脑、手机，是否可以整理一下？来年的生活和工作是否有机会规划一下？是否有更多的重新思考问题的时间？……对大多数人来讲，当代社会的生活节奏非常快，平日里缺少留给自己的时间，此时就不妨做些调整，去做一些之前认为很重要但一直没时间去做的事情。此外，随着现代生活的改变，过年的方式已经发生了变化，也许我们真的可以思考一个问题：过年在今天意味着什么？过年的背后，我们真正的需求是什么？是否有其他方式可以满足我们对生活的要求？

接下来，你还可以把视线投向未来，为疫情结束后自己的工作和生活做好准备。国家、工作所在地、公司或单位对节后的复工有哪些措施、规定？如何尽快恢复正常的生活和工作？回到工作岗位前，可以通过哪些方式最大程度地减少疫情带来的损失？

在信息资源有限的情况下，在我们的认知能力无法解释和解决病毒传播问题的情况下，最重要的是，我们需要建构自己对特定权威的信任，听从统一指挥。就好像在火灾现场，我们听从调度和指引，不做无头苍蝇，"有序"能为我们带来更大的生存机会，否则，每个人都争先恐后，社会的无序会让事态发展得更恶劣。

所以，最后要强调的是，相信我们的中央政府是为人民谋求最

大利益的政府，相信专家们的思考是理性的，相信地方部门、单位或公司的管理在统一调度下是有为的。我们做好自己可以做的，打开电视和广播，在家自我隔离，等待疫情的结束，不让自己成为新的疫情感染者和传播者。

手绘 10：环境与心理

　　人类生存于自然环境与社会环境中，我们每天都在与周遭的环境进行互动。不同的环境特点会左右我们的心理感受与行为。理解和把握环境的特点有助于提升我们的心理健康水平，帮助我们作出具有适应性的行为。

　　这里介绍环境心理学中的三个概念，提醒人们在疫情防控期间认识身边的环境，趋利避害，合理行动。

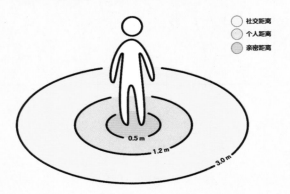

个人空间

　　个人空间是指人们在心理上所需要的最小的空间范围，它是在人体周围的一个拥有无形界限的区域。人们在日常生活中有规律地使用四种人际距离，即亲密距离、个人距离、社交距离和公共距离。文化会影响个人空间的大小。走红网络的"芬兰人等距排队法"所展现的就是芬兰人所需的个人空间。

防疫心理提示

　　疫情防控期间，人们所需的个人空间似乎变大了，记得要与他人保持足够的距离哦。

拥挤感(crowding)

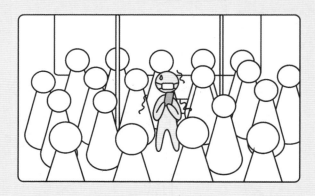

拥挤感

　　拥挤感是指人们觉察到空间有限的心理状态。在拥挤的环境中,人们无法有效加工周遭过量的信息,环境中的他人干扰了人们的活动,拥挤的环境会让人们倍感压力。

防疫心理提示

　　拥挤会让人身心不适,疫情防控期间,更要避免去人流拥挤的地方。

私密性(privacy)

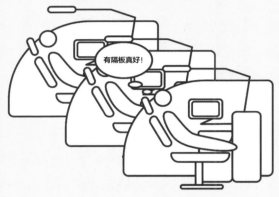

私密性

每个人都有对私密性的需求，希望他人不要侵入自己的个人空间。通过独处，与他人单独相处，在公共场合不被认出或监视，保留自己的信息不被他人知晓，人们可以维持私密性。私密性有助于提高人的自主感和安全感，提供释放情感的机会。

防疫心理提示

在医院、政府办事大厅等公共空间引入合适的阻隔，既美观又能满足人们对私密性的需求。

策划：庄　瑜
文字：陆静怡
手绘：胡若昀

图书在版编目（CIP）数据

疫路心防：用温暖照亮前方 / 《疫路心防：用温暖照亮前方》编写组主编. — 上海:上海教育出版社, 2020.2
ISBN 978-7-5444-9763-3

Ⅰ.①疫… Ⅱ.①疫… Ⅲ.①日冕形病毒－病毒病－肺炎－心理疏导 Ⅳ.①R395.6

中国版本图书馆CIP数据核字(2020)第026784号

责任编辑　金亚静　谢冬华
书籍设计　陆　弦

疫路心防——用温暖照亮前方
华东师范大学心理与认知科学学院本书编写组　主编

出版发行　上海教育出版社有限公司
官　　网　www.seph.com.cn
地　　址　上海市永福路123号
邮　　编　200031
印　　刷　上海中华印刷有限公司
开　　本　890×1240　1/32　印张6.25
字　　数　128千字
版　　次　2020年2月第1版
印　　次　2020年2月第1次印刷
书　　号　ISBN 978-7-5444-9763-3/B·0173
定　　价　29.00元

如发现质量问题，读者可向本社调换　电话:021-64377165

ISBN 978-7-5444-9763-3

易文网：www.ewen.co

定　价：　29.00 元